IL CONSIGLIO DERMOCOSMETICO
GUIDA PRATICA FOR BEGINNERS

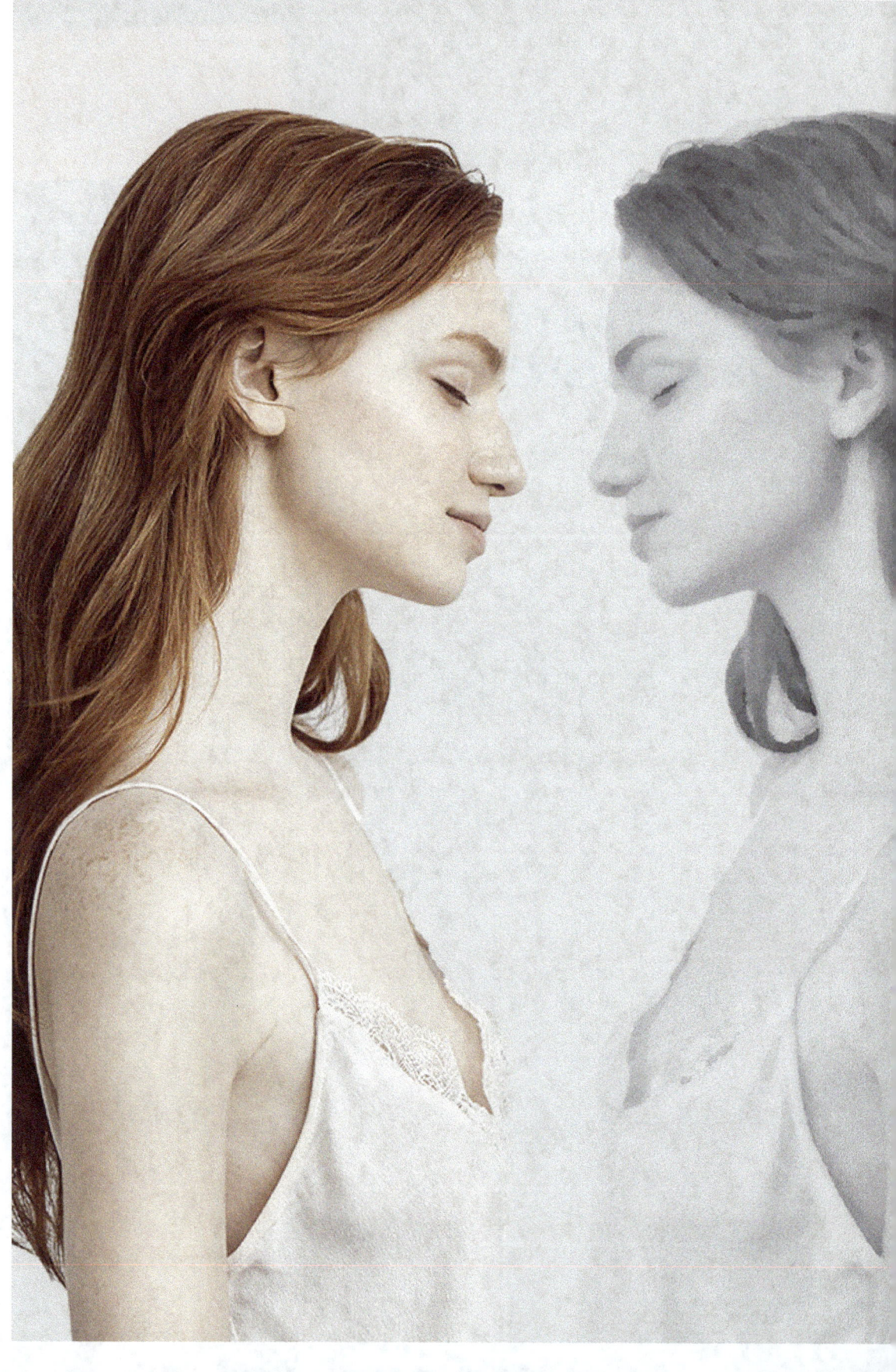

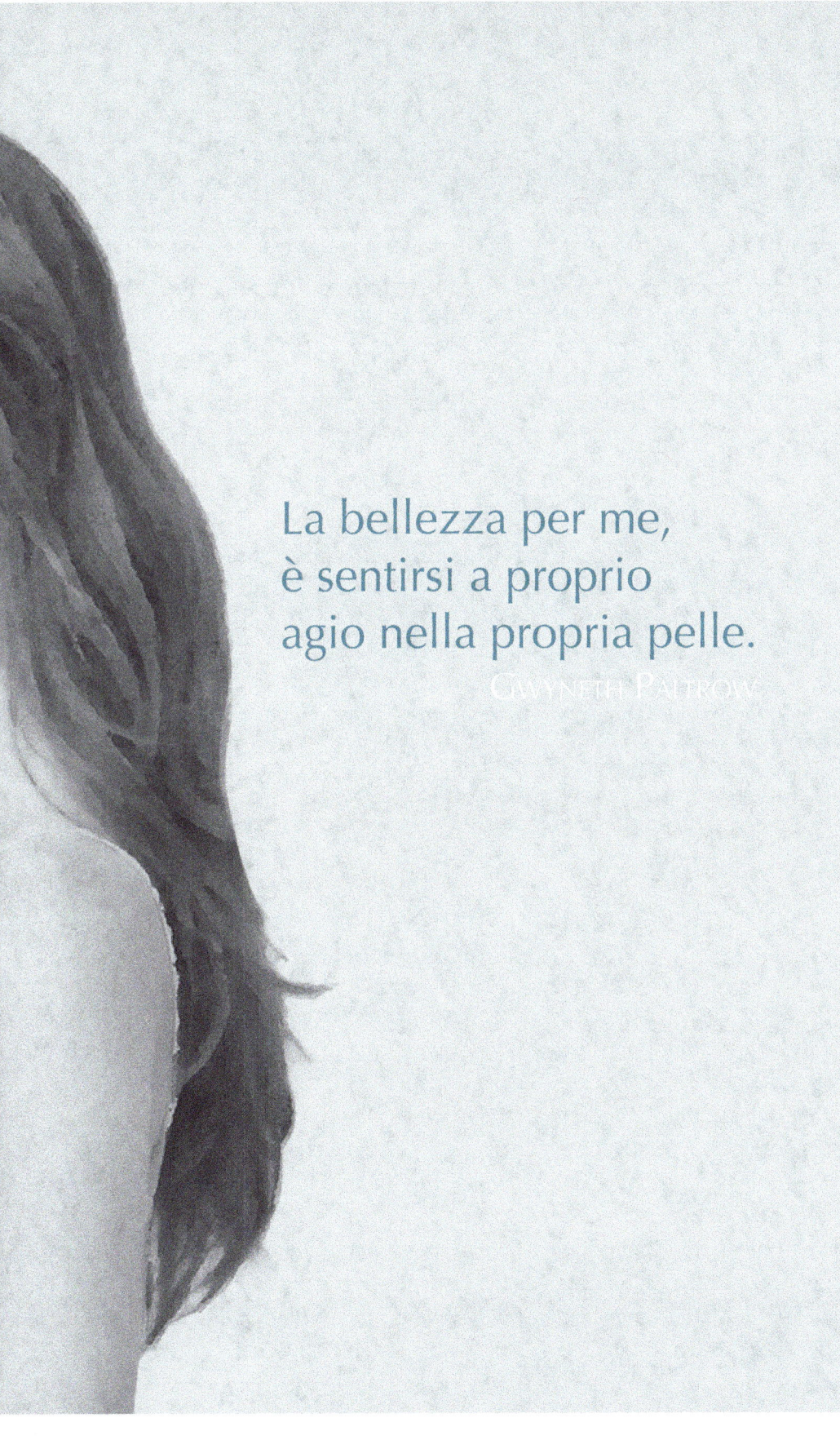

La bellezza per me,
è sentirsi a proprio
agio nella propria pelle.
Gwyneth Paltrow

INDEX

1
STRUTTURA DELLA PELLE 9
UNA STRUTTURA A STRATI
FUNZIONI DELLA PELLE
EVOLUZIONE DELLA PELLE NEL CORSO DELLA VITA
ASSORBIMENTO DEI COSMETICI

2
DETERSIONE DEL VISO 23
DETERGENTI VISO
STRUCCANTI
TONICI
DEODORANTI PER IL CORPO
PRODOTTI PER L'IGIENE ORALE

3
ESFOLIAZIONE CORPO O VISO 39
PERCHÉ È UTILE L'ESFOLIAZIONE DELLA PELLE?
QUANDO E QUANTO SPESSO BISOGNA ESFOLIARE LA PELLE?
METODI E PRODOTTI ESFOLIANTI
RACCOMANDAZIONI GENERALI
CONSIGLI PER UNA ESFOLIAZIONE OTTIMALE

4
IDRATAZIONE CUTANEA 49
BRUFOLI SOTTOCUTE
PELLE SECCA

5
DERMATITE ATOPICA 55
ALTRI TIPI DI DERMATITE
PSORIASI

6
PELLE GRASSA A TENDENZA ACNEICA 65
CAUSE DELL'ACNE
ZONA T E PELLE A COMPOSIZIONE MISTA
PORI DILATATI

7
COUPEROSE 75
INCIDENZA
SINTOMI
CARATTERISTICHE E COMPLICAZIONI DELLA COUPEROSE: LA ROSACEA
CAUSE E FATTORI DI RISCHIO PER LA COUPEROSE
TRATTAMENTI MEDICI E FARMACOLOGICI
TRATTAMENTI COSMETICI

8
INVECCHIAMENTO CUTANEO — 83

- DUE TIPI DI INVECCHIAMENTO
- TEORIE DELL'INVECCHIAMENTO
- LE SOLUZIONI DERMOCOSMETICHE CONTRO L'INVECCHIAMENTO DELLA PELLE
- CONTORNO OCCHI: BORSE E OCCHIAIE

9
IPERPIGMENTAZIONE CUTANEA — 101

- LA MELANOGENESI
- EZIOLOGIA
- RIMEDI DERMOCOSMETICI

10
CELLULITE — 115

- MALATTIA O NON MALATTIA?
- CLASSIFICAZIONE
- FATTORI AGGRAVANTI
- POSSIBILI TRATTAMENTI
- IL TRATTAMENTO COSMETICO

11
SMAGLIATURE — 129

- GRAVIDANZA E SMAGLIATURE
- TERAPIE FARMACOLOGICHE E COSMETICHE
- TECNICHE DI RIMOZIONE NON FARMACOLOGICHE

12
FILTRI SOLARI — 137

- FILTRI CHIMICI O ORGANICI
- FILTRI FISICI O INORGANICI
- SPF E PPD
- COME CONSIGLIARE I FILTRI SOLARI IN BASE AL TIPO DI PELLE
- DOPOSOLE
- AUTOABBRONZANTI
- INTEGRATORI SOLARI
- IMPORTANZA DEI FILTRI SOLARI

13
COME LEGGERE L'ETICHETTA DEI COSMETICI — 153

- CERTIFICAZIONI COSMETICHE
- CRUELTY FREE E NOT TESTED ON ANIMALS

14
IL CONSIGLIO DERMOCOSMETICO — 163

- IL MOMENTO DEL CONSIGLIO
- TECNICHE DI VENDITA
- PAROLE PER VENDERE
- PAROLE TOSSICHE

> Saranno state le luci scintillanti, il profumo inebriante dei prodotti, i colori cangianti delle confezioni dei brand più famosi o la sensazione di entrare in farmacia e sentirsi meno malati, fatto sta che la dermocosmetica è da sempre stata la mia passione.

Cari lettori e colleghi,
ho deciso di scrivere questo libro per condividere con voi la mia esperienza professionale nel settore della salute e della bellezza. Per una serie di cause non ben definite il mio ruolo è stato da sempre quello di occuparmi del reparto dermocosmetico, a partire dai lussuosi quartieri della Milano bene fino ai più modesti paesi di periferia, e ho potuto constatare che tutti gli esseri umani hanno la necessità di sentirsi belli e di amare il proprio corpo.
Quella del farmacista è considerata da sempre una figura affidabile e competente alla quale poter confidare i propri problemi di salute e spesso dell'anima. E allora quale strumento migliore per poter arrivare alla gente? Tra pozioni, elisir e medicamenti, l'immagine del farmacista è avvolta da sempre da un alone di magica alchimia in grado di formulare e preparare rimedi. Da questi grandi poteri derivano grandi responsabilità e competenze. La consulenza che si riceve in farmacia è il primo banco di accoglienza per le persone e pertanto 'il consiglio' deve essere giusto e mirato. Per fare ciò, parlando di cosmesi della pelle, il farmacista deve conoscere bene il cosmo della bellezza ovvero la dermoscomesi (da kòsmos, l'arte di rendere bello il volto) e offrire supporto e consulenza per tutto quello che riguarda la salute e la cura della pelle.
Importante dunque avere una buona conoscenza di base dell'istologia della cute e degli annessi cutanei, in modo tale da poter dare il giusto consiglio e risolvere o trattare in modo corretto un inestetismo cutaneo.
Secondo la logica della cooperazione tra professioni sanitari, il farmacista

deve essere di supporto al dermatologo, in quanto figure cooperanti per la realizzazione di un bene comune, che è sempre e comunque la cura e il benessere del paziente. Potrebbe essere paragonata alla collaborazione tra geologo e ingegnere, tra fisioterapista e ortopedico, ognuno con cognizione delle proprie aree di competenza senza mai sfociare in abuso della professione non prevista dall'ordinamento.
Il farmacista può essere dunque un ottimo divulgatore della prevenzione, in grado di riconoscere tempestivamente problematiche annesse alla salute della pelle, indirizzando, se necessario, il paziente con patologia cutanea a uno specialista dermatologo.
Una piccola riflessione, ahimè, in una pratica sempre più diffusa, ovvero l'assegnazione del reparto dermocosmetico a figure non specializzate, considerando il reparto dermocosmetico come una macchina per incassare soldi anziché una preziosa opportunità per offrire consulenza sanitaria.
Poiché la pelle, come tutti gli altri organi, ha un ruolo fondamentale, le sue funzioni infatti sono molteplici, dalla prima protezione degli organi alla termoregolazione, pertanto è giusto che riceva cure e assistenze adeguate.
Per dare il giusto consiglio è bene conoscere in maniera approfondita l'oggetto della discussione ovvero la pelle e tutti i suoi annessi.
Questo libro nasce proprio con questo intento pratico. Rivolgendosi innanzitutto ai farmacisti, vuole fornire loro un aiuto in più per semplificare il lavoro di confronto con il cliente, in modo da offrire una consulenza dermocosmetica più accurata possibile.

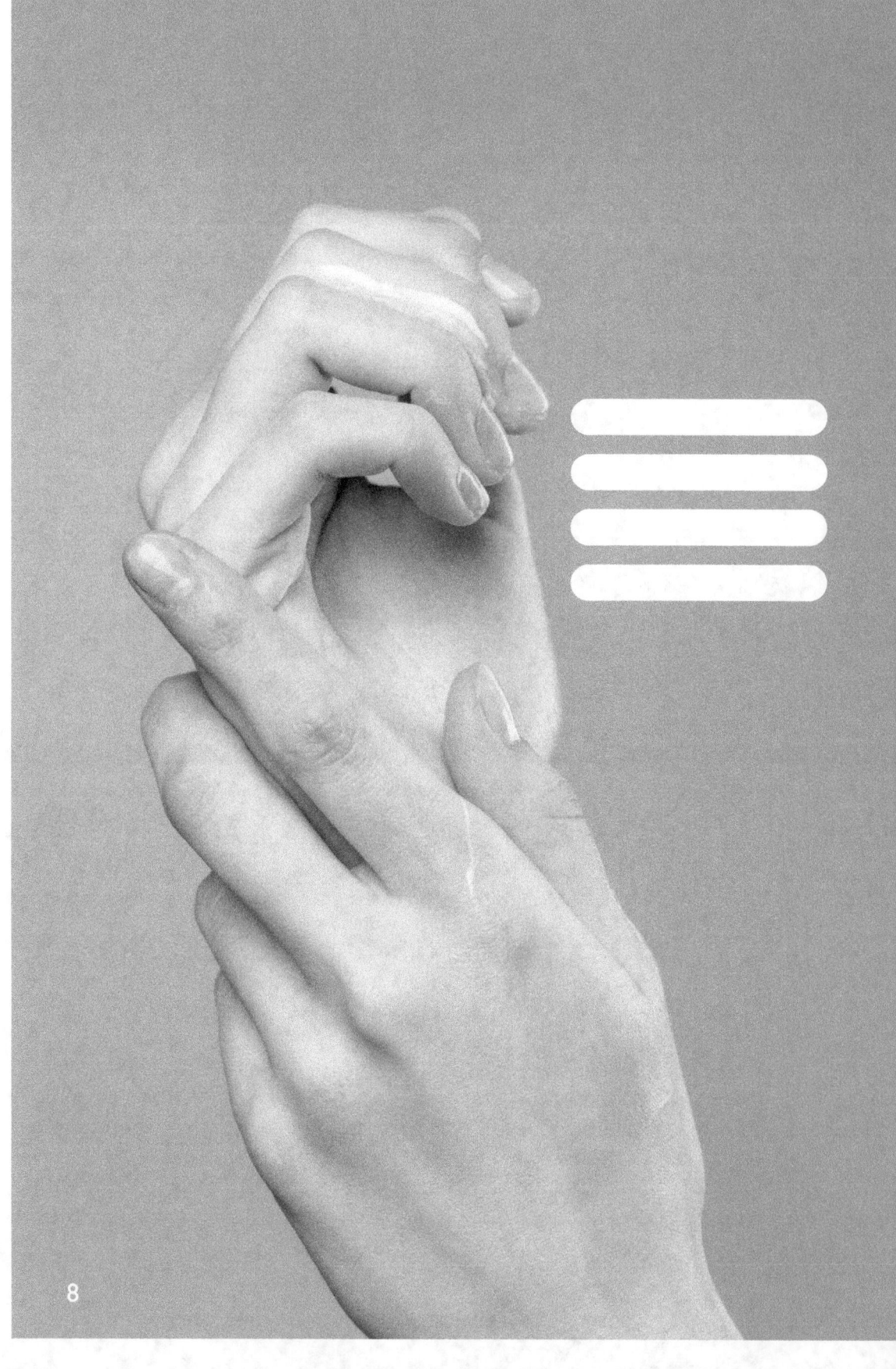

1 STRUTTURA DELLA PELLE

Prima di entrare nel vivo del consiglio dermocosmetico è bene fare dei cenni sull'anatomia della cute e degli annessi cutanei per poter comprendere l'importanza delle sue funzioni e del suo stato di salute.

UNA STRUTTURA A STRATI

La pelle è un organo dinamico, che cambia costantemente. È costituito da tre strati principali - l'epidermide, il derma e il sottocute - ognuno dei quali è formato a sua volta da numerosi sottostrati. Le appendici della pelle - come i follicoli piliferi e le ghiandole sebacee e sudoripare - giocano inoltre un ruolo importante nel suo funzionamento generale.

EPIDERMIDE

Essendo lo strato più esterno che vediamo e che tocchiamo, l'epidermide ci protegge dalle tossine, dai batteri e dalla perdita di liquidi. Consiste di 5 sotto-strati di cellule cheratinocitiche. Queste cellule, prodotte nello strato basale più interno, migrano verso la superficie della pelle. Durante questa migrazione, maturano e vengono sottoposte ad una serie di trasformazioni. È questo il processo conosciuto come cheratinizzazione (o corneificazione), che rende ogni sotto-strato diverso da un altro.

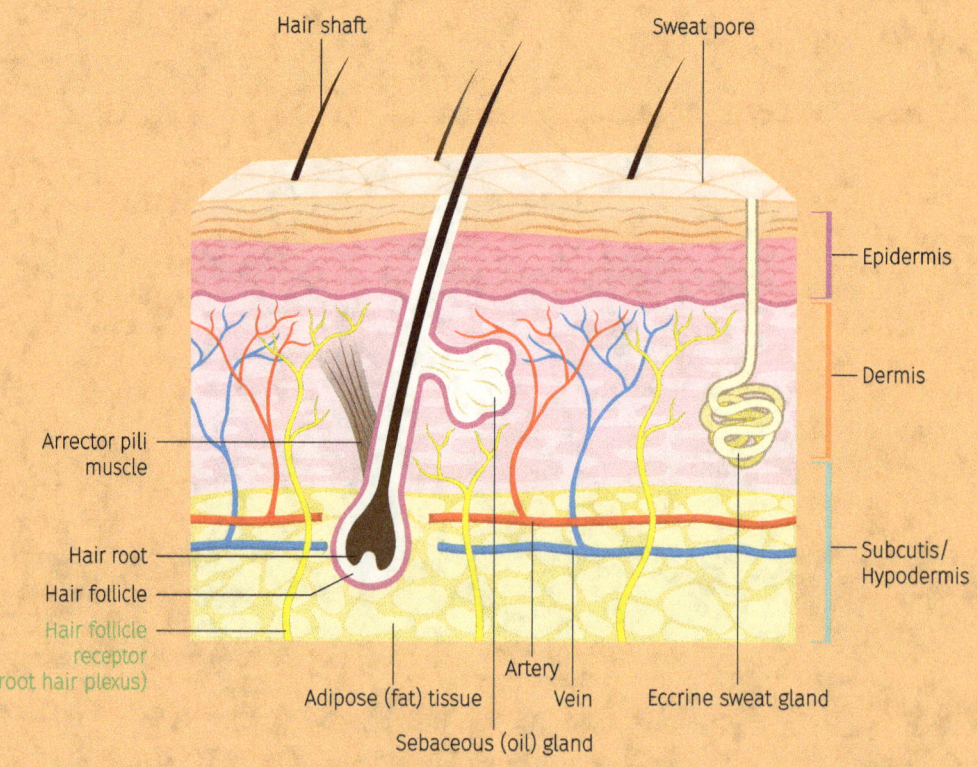

STRUTTURA DELLA PELLE

1 STRATO BASALE (O STRATUM BASALE)

È il sotto-strato più interno, dove vengono prodotte le cellule cheratinocitiche.

2 STRATO SPINOSO (STRATUM SPINOSUM)

Qui i cheratinociti producono la cheratina (fibre di proteina) e assumono una forma allungata.

3 STRATO GRANULOSO (STRATUM GRANULOSUM)

È a questo livello che inizia la cheratinizzazione: le cellule producono granuli duri e, quando li spingono verso l'alto, questi si modificano e si trasformano in cheratina e lipidi epidermici.

4 STRATO LUCIDO (STRATUM LUCIDIUM)

In questo strato le cellule sono molto strettamente legate, appiattite e indistinguibili l'una dall'altra.

5 STRATO CORNEO (STRATUM CORNEUM)

Strato corneo (stratum corneum). Arriviamo così all'ultimo strato, quello che vediamo e tocchiamo. È dunque lo strato più esterno dell'epidermide con in media 20 sotto-strati di cellule morte e appiattite, ma questo dipende dalla parte del corpo in cui si trova la pelle. Queste cellule morte vengono eliminate regolarmente con un processo chiamato desquamazione. Lo strato corneo contiene anche i pori delle ghiandole sudoripare e le aperture delle ghiandole sebacee.

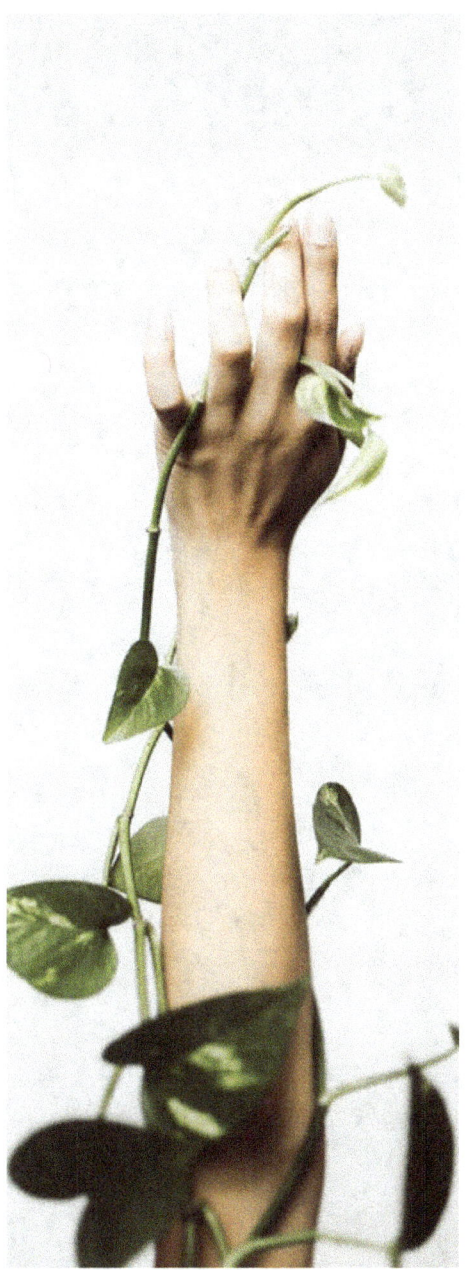

Le cellule dello strato corneo sono legate insieme dai lipidi epidermici. Questi lipidi sono essenziali per la salute della pelle: essi creano la sua barriera protettiva e legano l'idratazione. Più i lipidi scarseggiano, più la pelle può diventare secca e apparire tesa e ruvida.

L'epidermide è ricoperta da un'emulsione di acqua e lipidi (grassi) conosciuta come film idrolipidico. Questa pellicola, alimentata dalle secrezioni delle ghiandole sebacee e sudoripare, aiuta la pelle a rimanere morbida e agisce come ulteriore barriera contro i batteri e i funghi. In particolare, la parte acquosa di questo film, conosciuta come mantello acido protettivo, contiene:

- acido lattico e vari amminoacidi provenienti dal sudore;
- acidi grassi liberi provenienti dal sebo;
- amminoacidi, acido pirrolidincarbossilico (PCA) e altri fattori idratanti naturali (NMF), che sono principalmente sottoprodotti del processo di cheratinizzazione.

Questo mantello acido protettivo dona alla pelle sana il suo pH leggermente acido, compreso fra 5.4 e 5.9.

Può stupire sapere che tutto questo elaborato laboratorio costituito dall'epidermide stia compresso, nella maggior parte del corpo, in uno spessore di circa 0.1 mm in totale, assottigliandosi intorno agli occhi (0.05 mm) e raggiungendo 1-5 mm sulle suole dei piedi.

DERMA

Il derma è lo strato intermedio della pelle, spesso, elastico ma piuttosto compatto, composto da due sottostrati: inferiore e superiore.
I principali componenti strutturali del derma sono il collagene e l'elastina, tessuti connettivi che donano forza e flessibilità e che sono i costituenti fondamentali per una pelle sana e dall'aspetto giovane. Le fibre sono avvolte da una sostanza gelatinosa (che contiene acido ialuronico), che ha un'elevata capacità di legare l'acqua e aiuta a mantenere il volume della nostra pelle. Stile di vita e fattori esterni come il sole e il cambiamento di temperatura hanno un impatto sui livelli di collagene e di elastina, sulla struttura delle sostanze presenti. Quando invecchiamo la nostra naturale produzione di collagene ed elastina rallenta e la capacità della pelle di legare l'acqua diminuisce. Ecco che la pelle perde tono e compaiono le prime rughe. Il derma svolge un ruolo fondamentale nel proteggere il corpo dalle aggressioni esterne e dagli agenti irritanti e anche nel nutrire gli strati più esterni della pelle dall'interno.
La sua consistenza spessa e soda aiuta a proteggere dalle aggressioni esterne e, quando si presentano ferite o altri danni, contiene tessuto connettivo come i fibroblasti e i mastociti che aiutano a riparare il tessuto stesso.
Il derma è ricco di vasi sanguigni che nutrono l'epidermide, mentre rimuovono le sostanze di scarto e contiene le ghiandole sebacee, che forniscono il sebo alla superficie della pelle, e le ghiandole sudoripare, che procurano invece acqua e acido lattico. La combinazione di questi fluidi costituisce il film idro-lipidico. Il derma, inoltre, contiene vasi linfatici, recettori sensoriali e radici dei capelli ovvero la fine bulbosa del fusto del pelo o del capello, dalla quale esso si sviluppa.

SOTTOCUTE (O IPODERMA)

Lo strato più interno della pelle immagazzina energia mentre protegge e isola il corpo. È composto principalmente da:

- cellule adipose (adipociti), ovvero aggregati in gruppi simili a cuscini
- speciali fibre di collagene (chiamate setti fibrosi di tessuto o limiti), cioè tessuto connettivo morbido e spugnoso che tiene insieme le cellule adipose
- vasi sanguigni.

La quantità di cellule adipose contenute nel sottocute differisce da una parte del corpo all'altra. Inoltre, la distribuzione delle cellule adipose è anche diversa fra uomini e donne, così come la struttura delle altre parti della pelle.

PELLE NORMALE

PELLE SECCA

PELLE GRASSA

PELLE GRASSA ACNEICA

Il derma è ricco di vasi sanguigni che nutrono l'epidermide, mentre rimuovono le sostanze di scarto e contiene le ghiandole sebacee, che forniscono il sebo alla superficie della pelle, e le ghiandole sudoripare, che procurano invece acqua e acido lattico. La combinazione di questi fluidi costituisce il film idro-lipidico. Il derma, inoltre, contiene vasi linfatici, recettori sensoriali e radici dei capelli ovvero la fine bulbosa del fusto del pelo o del capello, dalla quale esso si sviluppa.

FUNZIONI DELLA PELLE

La pelle è fondamentale per la nostra salute e il benessere generale. Essa agisce come barriera fra il mondo esterno e l'interno del corpo ed è la nostra principale difesa contro freddo, caldo, disidratazione e radiazioni solari.

Come livello più esterno della pelle, lo strato corneo gioca un ruolo fondamentale nel proteggere il corpo dall'ambiente e nel limitare la quantità di acqua persa dall'epidermide. Contiene i fattori idratanti naturali (NMFs), derivati dagli oli sebacei dello strato corneo, compreso l'acido lattico e l'urea. Questi si legano con l'acqua e aiutano a mantenere l'elasticità della pelle, la sua compattezza e morbidezza. Se questi fattori vengono meno, la pelle perde la sua naturale idratazione. Quando il suo livello scende fra l'8 e il 10%, la pelle diventa ruvida, secca e soggetta a screpolature.

La pelle svolge diverse e importanti funzioni.

- **Protezione dai raggi UV**. Quando la pelle viene regolarmente esposta ai raggi UV, la produzione di melanina dello strato basale aumenta, la pelle si ispessisce per proteggersi e si può manifestare l'iperpigmentazione.

- **Isolamento termico**. Le cellule adipose del sottocute isolano il corpo dal caldo e dal freddo ambientale.

- **Protezione degli organi interni**. L'epidermide costituisce il primo strato di difesa. Le cellule adipose del sottocute formano una sorta di imbottitura che agisce da cuscinetto, proteggendo il tessuto muscolare e le fasce (il tessuto fibroso intorno ai muscoli) sottostanti. Quando la pelle viene esposta a certi stimoli esterni, lo strato corneo si ispessisce, per esempio quando si formano i calli sulle mani o sui piedi che vengono esposti a ripetuti sfregamenti.

- **Protezione dalle sostanze chimiche alcaline**. La capacità del buffer del film idrolipidico e del mantello acido protettivo aiutano a proteggere il corpo dalle dannose sostanze chimiche alcaline. Lo strato corneo dell'epidermide e il suo mantello acido protettivo formano una barriera contro i batteri e i funghi. Se qualcosa passa questa prima linea di dife-

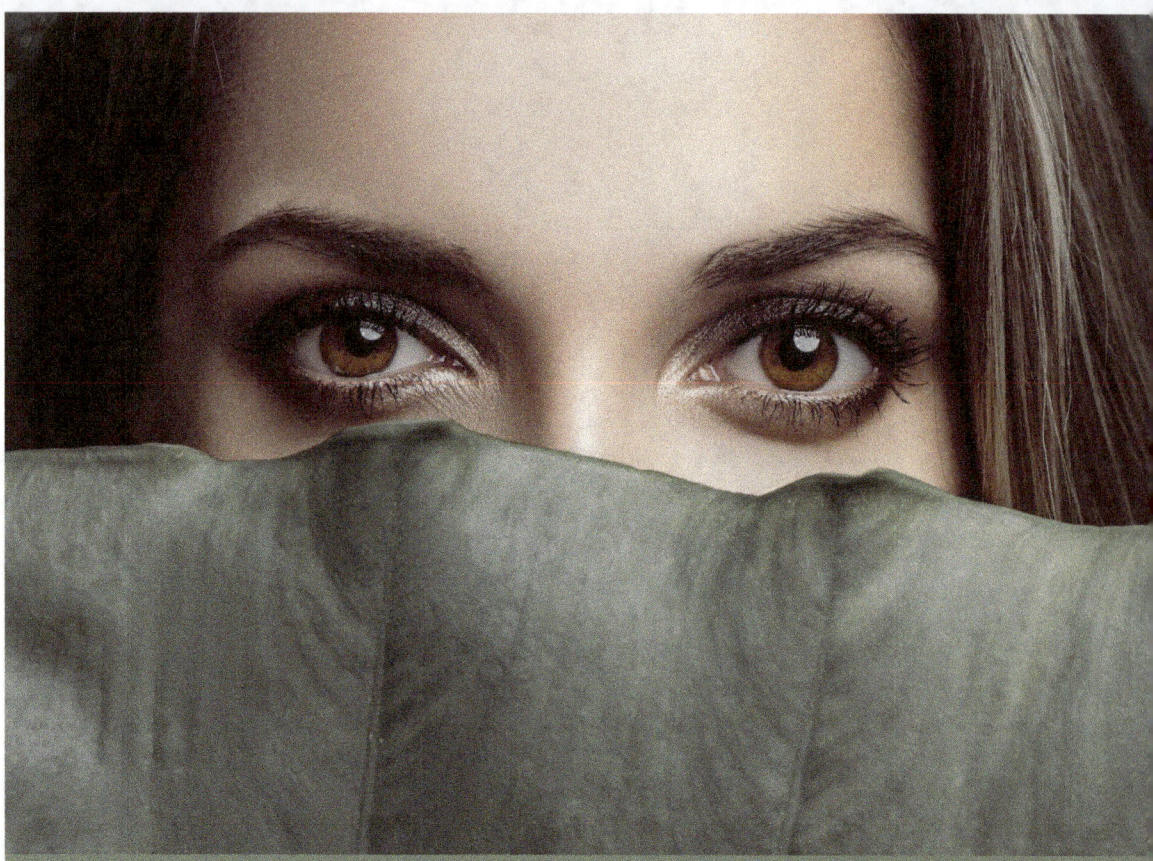

sa, il sistema immunitario della pelle reagisce.
- **Regolazione termica**, sensibilità cutanea e rigenerazione delle ferite.
- Fonte di nutrimento. Le cellule adipose del sottocute servono come importante magazzino delle sostanze nutrienti; quando il corpo ne ha bisogno, esse migrano nei vasi sanguigni vicini e vengono trasportate dove è necessario.
- Indice di salute. Il biglietto da visita della nostra salute è senza dubbio la pelle, non solo per gli altri ma anche per noi stessi. In tal modo svolge un ruolo psicologico importante: la condizione della nostra pelle influisce su come ci sentiamo con noi stessi e su come gli altri ci vedono. Quando la pelle è sana e senza problemi riesce a fare meglio il suo lavoro e noi siamo più a nostro agio, godendo di maggiore fiducia e sicurezza.

La pelle sana e senza problemi ha un colorito uniforme, è liscia, ben idratata e adeguatamente sensibile a pressione, tocco e temperatura. Quando la naturale barriera della pelle viene danneggiata, la sua funzione protettiva e il suo aspetto sano risultano compromessi, diventando sempre più sensibile alle aggressioni esterne (come il sole e i cambi di temperatura), perde idratazione ed elasticità e può apparire e risultare secca, ruvida e screpolata.

STRUTTURA DELLA PELLE

EVOLUZIONE DELLA PELLE NEL CORSO DELLA VITA

A influire sullo stato della pelle non sono soltanto le condizioni ambientali ma un'altra variabile fondamentale è senza dubbio l'età. Dobbiamo considerare la pelle come un organo dinamico che varia di composizione e permeabilità durante il corso della vita. "Hai la pelle liscia come quella di un bambino" è un modo di dire per indicare una pelle liscia, uniforme, morbida e idratata, ma attenzione a non farci ingannare dalle apparenze.

La pelle del bambino gode normalmente di buona salute ma è anche più delicata. Ha infatti lo strato corneo più sottile ed una elevata permeabilità anche a tossine ed agenti irritanti. Le proteine di collagene ed elastina non sono perfettamente formate, le ghiandole sebacee assenti e i capelli molto sottili. La pelle produce poco sebo e il pH cutaneo è più elevato, rendendo la pelle più esposta all'azione di microbi e batteri. È importante in questo caso usare prodotti delicati e a pH neutro.

Durante la **pubertà**, tra gli undici e i dodici anni, la pelle cambia la composizione, smette di essere liscia e uniforme e compaiono le prime imperfezioni come i brufoli, i pori dilatati, pelle lucida e arrossata. Il pH della pelle diventa più acido ed è necessario ricorrere a cosmetici per la regolazione del sudore e della produzione di sebo. Questi cambiamenti sono causati dagli androgeni (in particolare il testosterone) che si sviluppano in età puberale, sia nell'uomo che nella donna.

In **gravidanza** la pelle ha un aspetto più radioso, diventa più turgida e idratata, l'acne si riduce e la grana della pelle si uniforma grazie al grande quantitativo ormonale presente nel circolo sistemico. Di controparte si può avvertire la sensazione di pelle che tira a causa dei cambiamenti improvvisi, si può notare la formazione di smagliature in prossimità delle zone corporee che aumentano di volume e la formazione di macchie scure nelle aree esposte del viso (cloasma gravidico). In questo caso sarebbe bene utilizzare prodotti idratanti e antismagliature, per accompagnare in maniera armonica l'evoluzione del corpo, e utilizzare una buona protezione solare, per impedire la formazione delle discromie a farfalla nella zona del baffetto e delle guance.

Durante la **menopausa** il corpo inizia a subire profonde trasformazioni: oltre ai segni tipici dell'invecchiamento cutaneo, le mucose del corpo perdo-

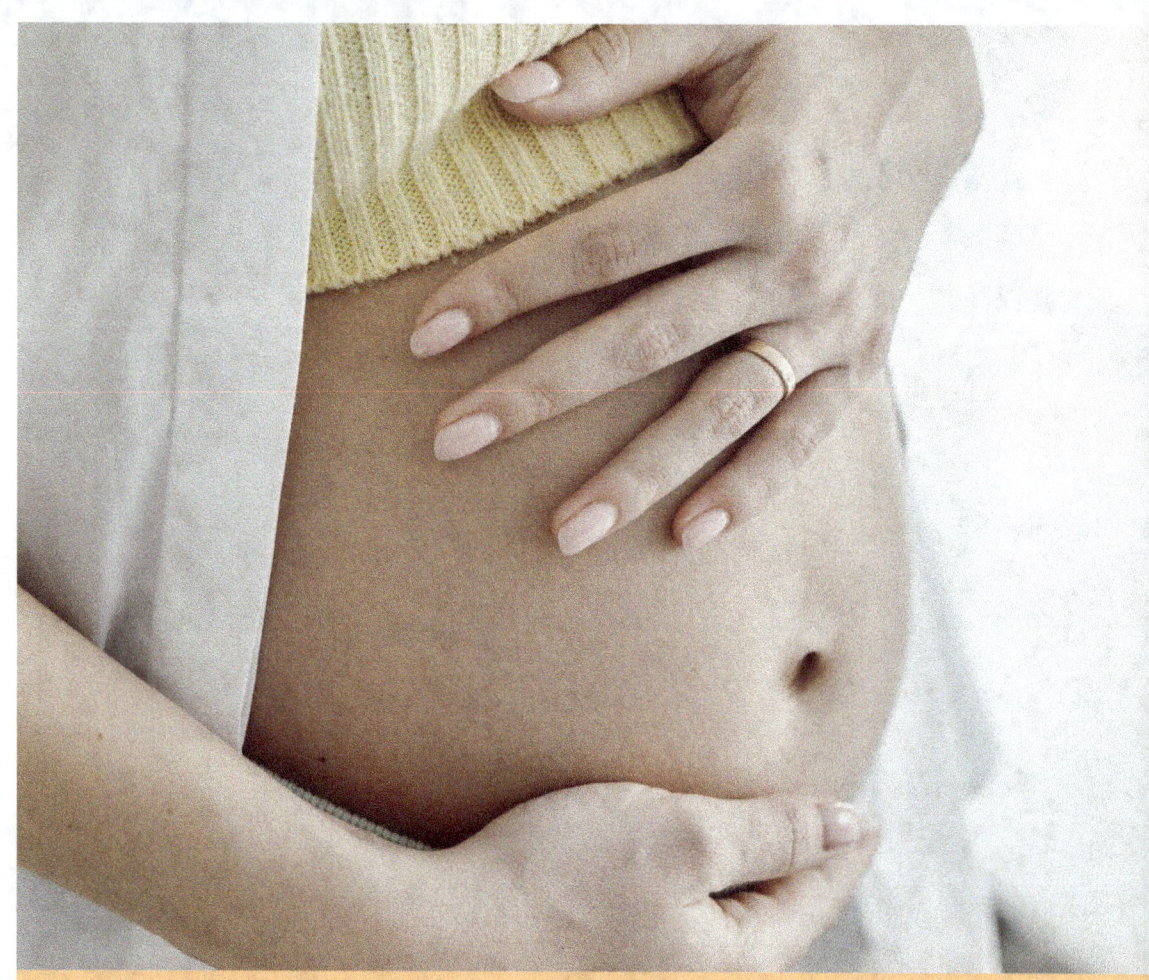

no di spessore causando disidratazione e secchezza, le ossa si riassorbono modificandone la struttura, la pelle si assottiglia e si può verificare alopecia androgenetica. Importante dunque utilizzare soprattutto per l'igiene intima prodotti idratanti e nutrienti e arricchire la dieta con integratori specifici a base di vitamine, antiossidanti e glicosaminoglicani. Laddove necessario, bisogna ricorrere ad una terapia ormonale sostitutiva.

In **età senile**, infine, la pelle diventa più lassa, perde tonicità, si accentuano le rughe, aumentano i solchi naso-labiali e si formano le macchie cutanee. In questo caso sarà bene utilizzare prodotti idratanti, nutrienti, antiossidanti e depigmentanti.

In questo libro vi fornirò tutti gli strumenti per offrire una consulenza dermocosmetica professionale e personalizzata, adeguata alle diverse esigenze del paziente, in base all'età e ad altri fattori specifici che andranno esaminati. Prenderemo in considerazione tutti i passaggi della cura della pelle ed esamineremo gli inestetismi più comuni che si potranno verificare durante lo svolgimento della nostra attività lavorativa.

ASSORBIMENTO DEI COSMETICI

Quando si consiglia un cosmetico, un fattore da prendere in esame è il grado di assorbimento. L'assorbimento dei cosmetici dipende dalla grandezza delle molecole da cui è composto e dal grado di idrofilia.

Si parla sempre più di cosmeceutici (termine nato dalla fusione di "cosmesi" e "farmaceutica") ovvero cosmetici arricchiti con sostanze bioattive che vantano sia proprietà cometiche che mediche, il che crea molta confusione andando contro quella che è la definizione tradizionale di cosmetico, quindi ci limiteremo a dire che il cosmeceutico è un cosmetico con un'alta concentrazione di principi attivi, i quali saranno veicolati attraverso l'epidermide con l'ausilio di funzionalizzazioni particolari nel sito di azione.

Definiamo cosmetico "qualsiasi sostanza o miscela destinata ad essere applicata sulle superfici esterne del corpo umano (epidermide, sistema pilifero e capelli, unghie, labbra, organi genitali esterni) oppure sui denti e sulle mucose della bocca allo scopo esclusivamente o prevalentemente di pulirli, profumarli, modificarne l'aspetto, proteggerli, mantenerli in buono stato o correggere gli odori corporei" (Regolamento europeo dei cosmetici).

Le molecole lipofiliche a basso peso molecolare entrano nello strato corneo per via intercellulare, cioè passano attraverso i lipidi che tengono unite le cellule.

Le molecole anfifiliche, ovvero che hanno un certo grado di solubilità sia in fase lipofila che idrofila, attraversano le membrane lipidiche e il citoplasma dei corneociti nello strato corneo, quindi non passeranno tra una cellula e l'altra ma avremo un assorbimento intracellulare.

L'assorbimento intrafollicolare prevede una penetrazione attraverso i follicoli piliferi, ovvero l'1-2%

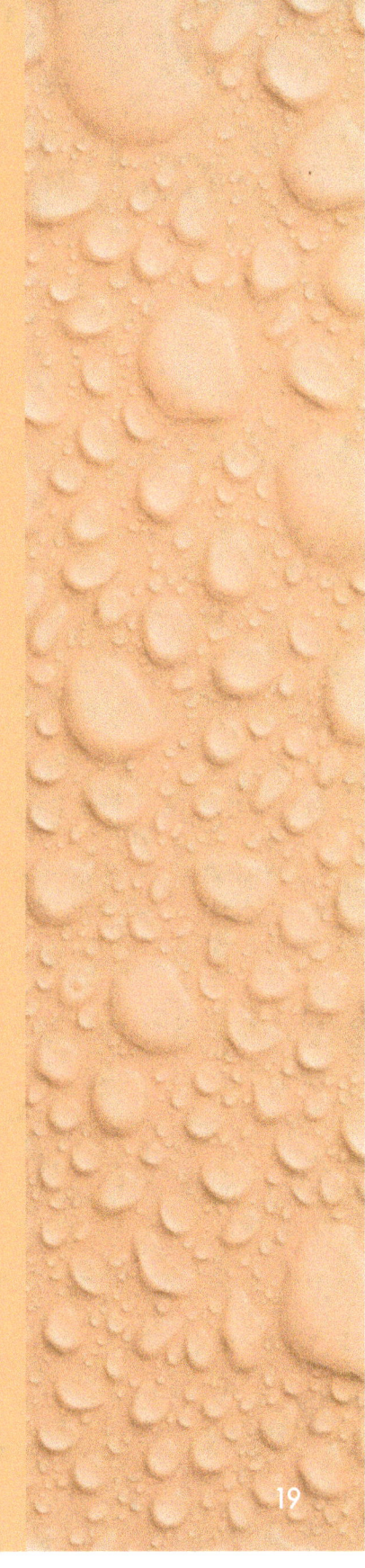

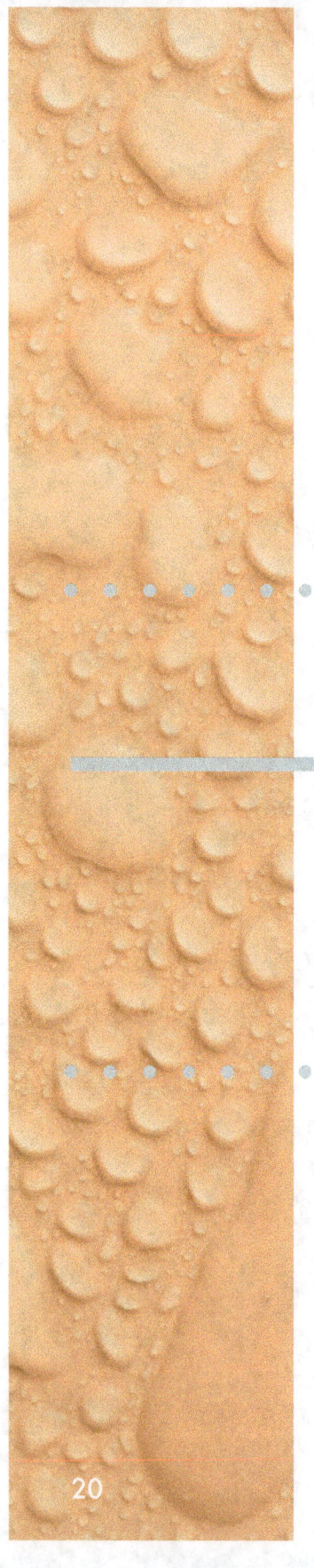

della superficie totale della cute. Questa via è utilizzata da molecole grandi altamente insolubili ed è l'unica via per il passaggio degli elettroliti.

Le veicolazioni cosmetiche di ultima generazione come i niosomi (Non Ionic Liposomes inferiori a 200 nanometri) e nanosomi (liposomi di dimensioni inferiori a 300 nanometri molto stabili a valori di pH e temperature elevate) favoriscono l'assorbimento dei principi attivi in esso contenuti per giungere nel derma inalterati, dove verranno rilasciati per esplicare la loro azione.

Come abbiamo visto i cosmetici hanno diversi gradi di assorbimento.

Possono posizionarsi nella parte superiore della pelle penetrando un po' nello strato corneo, come nel caso degli idratanti filmogeni che forniscono acqua alla pelle e riducono la traspirazione.

Possono oltrepassare lo strato superficiale della pelle e arrivare fino alla parte centrale del derma (strato granuloso), come nel caso degli umettanti che una volta penetrati richiamano acqua dal tessuto sottostante donando turgore ed elasticità; per questo motivo molti principi attivi vengono abbinati ad umettanti come la glicerina e il butilenglicole per attirarli nello strato granuloso.

Possono penetrare nello strato più profondo dell'epidermide e giungere fino allo strato basale. È il caso dei peptidi in grado di stimolare la sintesi di alcune proteine come il collagene. Per ottenere questo grado di penetrazione i peptidi vengono solubilizzati all'interno di una emulsione combinata con un umettante.

Vorrei chiudere questo primo capitolo con due spunti di riflessione: una curiosità e uno dei tanti falsi miti in circolazione.

STRUTTURA DELLA PELLE

CURIOSITÀ

Il ciclo cellulare delle cellule epiteliali dura 28 giorni rallentando durante il corso della vita. Fisiologicamente, la pelle rilascia dalle 30 mila alle 40 mila cellule morte al minuto e si stima che più della metà della polvere che si raccoglie durante le faccende domestiche sia costituita da questa.

FALSI MITI

Lo sapevate che la pelle sensibile e gli oli essenziali non vanno d'accordo? È un luogo comune pensare che gli oli essenziali facciano bene alla cute sensibile e irritata. Non c'è nulla di più sbagliato. Gli oli essenziali sono molecole altamente solubili, le quali non vanno applicate direttamente sulla cute sensibilizzata perché rischierebbero di essere assorbiti nel circolo sistemico e provocare un rash cutaneo. In caso di utilizzo sarebbe meglio disperderli in veicoli come creme e unguenti.

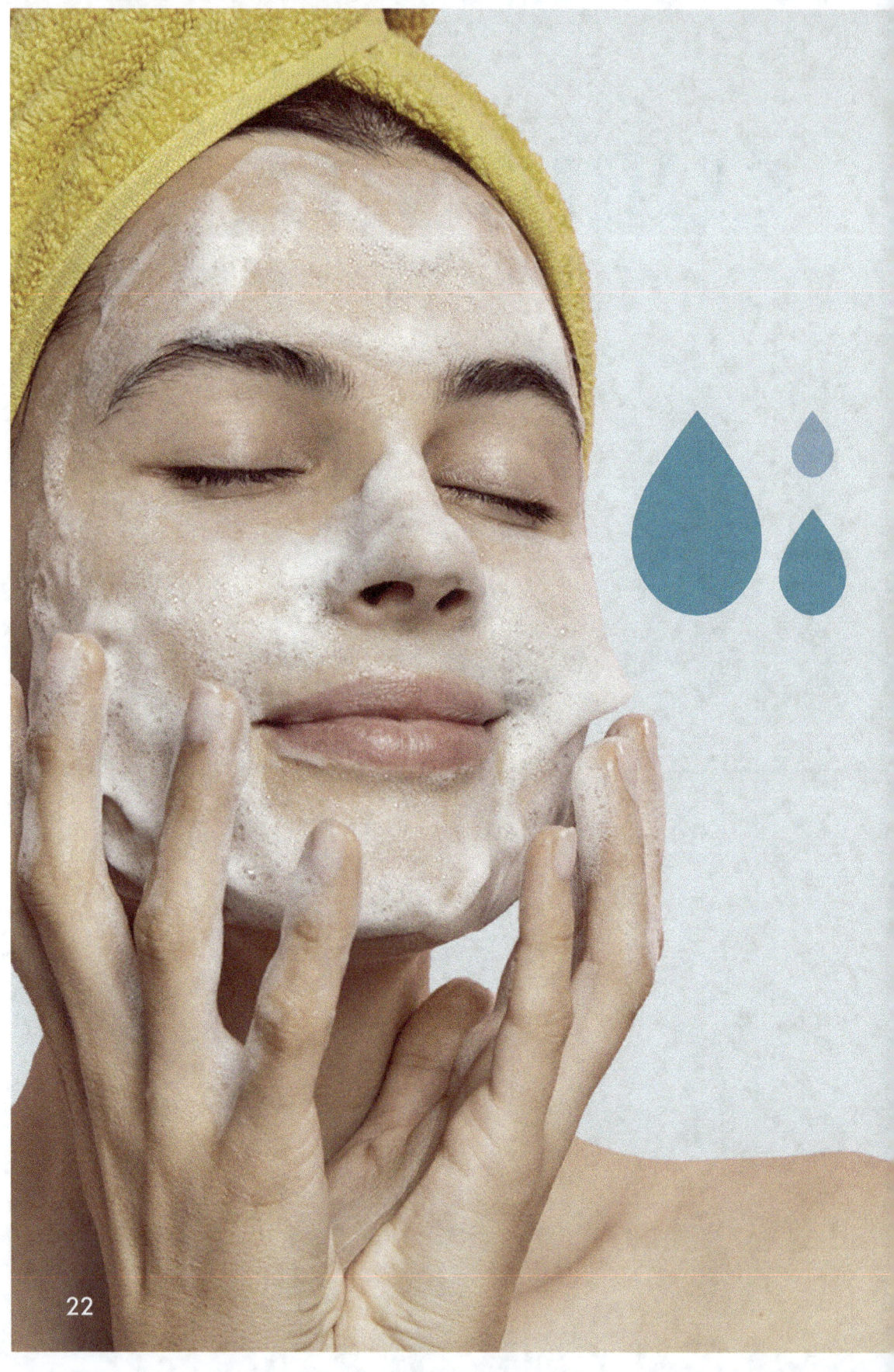

2 DETERSIONE DEL VISO

La detersione è un momento fondamentale della routine di bellezza quotidiana ma che molto spesso viene sottovalutato. Di fronte alla possibilità di acquistare un detergente viso, chissà a quante e quanti di voi sarà capitato di sentirsi dire: "Dottoressa, dottore, mi dia solo la crema viso perché io mi lavo la faccia solo con acqua e sapone!". Ebbene, la cosiddetta bellezza "acqua e sapone" è uno di quei miti da sfatare!

Lavarsi con acqua e sapone non basta: può andar bene per l'igiene della pelle ma non per la sua bellezza. Bisogna quindi trovare i cosmetici più adatti al proprio tipo di pelle per eliminare trucco, tossine e smog.
La detersione del viso va eseguita due volte al giorno, non richiede troppo tempo, è sufficiente aggiungere tre minuti al proprio rituale di bellezza. Eseguita al mattino aiuta a riattivare la circolazione, rendendo la pelle più ricettiva ai trattamenti successivi, mentre la detersione della sera è invece importante per rimuovere i residui di sporco e di trucco.
Quando utilizziamo un make-up waterproof c'è bisogno di un demaquillante ad azione solvente, formulato proprio per eliminare i pigmenti di trucco; soltanto successivamente si potrà passare alla detersione vera e propria. Una regola fondamentale è non andare mai a dormire senza aver prima struccato viso e collo. Quando la detersione non è eseguita correttamente i pori restano ostruiti e la pelle non riceve una corretta ossigenazione e, in questo modo, rughe e segni d'espressione si mostrano ben visibili prima del tempo.
L'epidermide dev'essere pulita in modo equilibrato, rispettando quello che tecnicamente viene definito il proprio biotipo.
Se la pelle è mista o grassa, bisogna fare attenzione ai detergenti troppo aggressivi che provocano un effetto rebound, stimolando le ghiandole a produrre più sebo.
Nel caso della pelle matura invece, spesso disidratata o rilassata, meglio scegliere un detergente che svolga una leggera azione esfoliante, stimolando il microcircolo e aiutando a contrastare, già dalla detersione, i cedimenti cutanei.
La detersione può essere divisa in tre grandi gruppi, detersione per affinità, detersione a contrasto e doppia detersione. Vediamo di che si tratta.
La detersione per affinità agisce per similitudine di composizione al sebo e si utilizza con tipologia di prodotti a base grassa. Questo tipo di detersione è indicata per chi ha una pelle disidratata e secca, ma anche a composizione mista purché venga risciacquata molto bene.
La detersione a contrasto utilizza invece dei tensioattivi per rimuovere lo sporco dal viso, collo e décolleté. Fanno parte di questa categoria i detergenti schiumogeni, i saponi solidi, i gel e le mousse. Questo tipo di detergente dovrebbe tuttavia contenere dei tensioattivi non troppo aggressivi per non irritare la cute.
La doppia detersione consiste nell'applicazione di un prodotto (per es. un bifasico) che deterge sia per affinità che per contrasto. Questo tipo di detersione va molto di moda e potrebbe essere utilizzato per tutti i tipi di pelle, da quelle sensibili (usato con attenzione) a quelle più grasse.

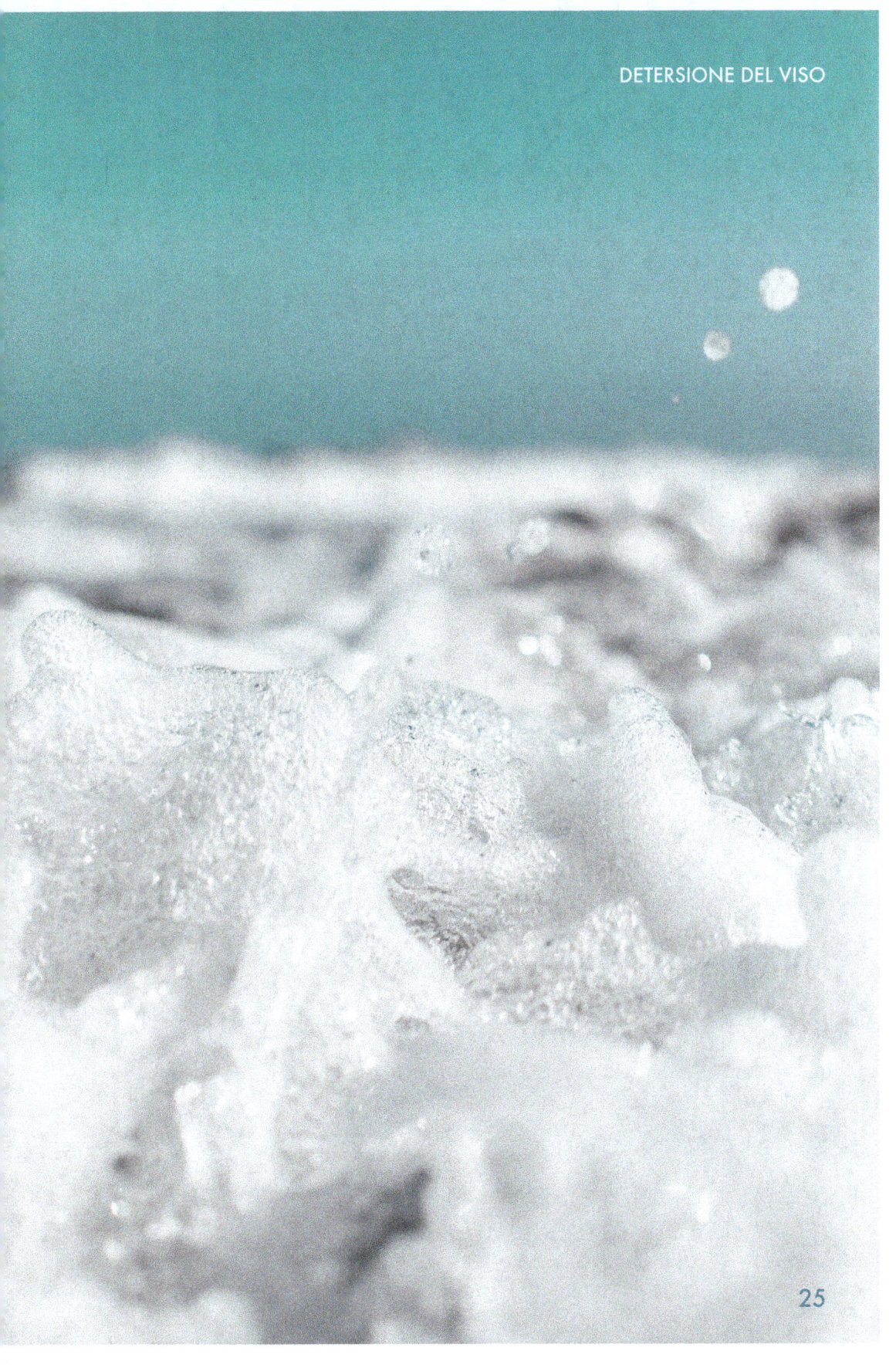

DETERSIONE DEL VISO

DETERGENTI VISO

Vediamo quali sono i diversi tipi di detergenti per il viso.

SAPONE

È il detergente per eccellenza, certamente il più usato, può essere di origine naturale (derivati da acidi grassi) oppure di origine sintetica. Il primo sapone è stato prodotto a Savona, da cui si pensa abbia preso il nome. Successivamente Marsiglia ha avuto il primato per la produzione del famoso sapone di Marsiglia che si ottiene dalla reazione tra olio di oliva e soda caustica.

Per produrre sapone si fanno infatti reagire a caldo i grassi vegetali o animali con basi forti tipo l'idrossido di sodio o di potassio. I saponi dunque sono sali alcalini degli acidi grassi. Non idonei per la pulizia quotidiana del viso.

SYNDET (SAPONE SINTETICO)

Il syndet o "sapone non sapone" è un prodotto sintetico che è stato creato per rimuovere l'alcalinità del sapone tradizionale. Va tuttavia precisato il syndet deriva ugualmente da grassi naturali i quali, però, subiscono una trasformazione chimica. La loro caratteristica è il pH non acalino e un forte potere schiumogeno. Questi possono essere utilizzati per la detergenza quotidiana del viso.

LATTE DETERGENTE

Il latte detergente è da preferire in caso di pelle disidratata. Ha una consistenza corposa, un po' grassa. Va applicato sulla pelle asciutta e tolto successivamente con un batuffolo di cotone imbevuto nel tonico.

ACQUA MICELLARE

L'acqua micellare è indicata per tutti i tipi di pelle miste, grasse o secche. Si tratta di una soluzione acquosa arricchita da molecole (chiamate micelle) che svolge in modo efficace l'azione detergente, senza risciacquo.

GEL DETERGENTE

Il gel detergente è da preferire in caso di pelli grasse o a tendenza acneica. Solitamente contiene ingredienti sebonormalizzanti.

OLIO DETERGENTE O "DETERSIONE PER AFFINITÀ"

Questo tipo di detergente agisce per affinità, e non per micellazione. Scioglie i grassi e le impurità mantenendo inalterato il film idro-lipidico della cute. Questo tipo di detersione è piuttosto delicata e, per questo, particolarmente indicata per pelli sensibili e reattive, perché non causa delipidizzazione.

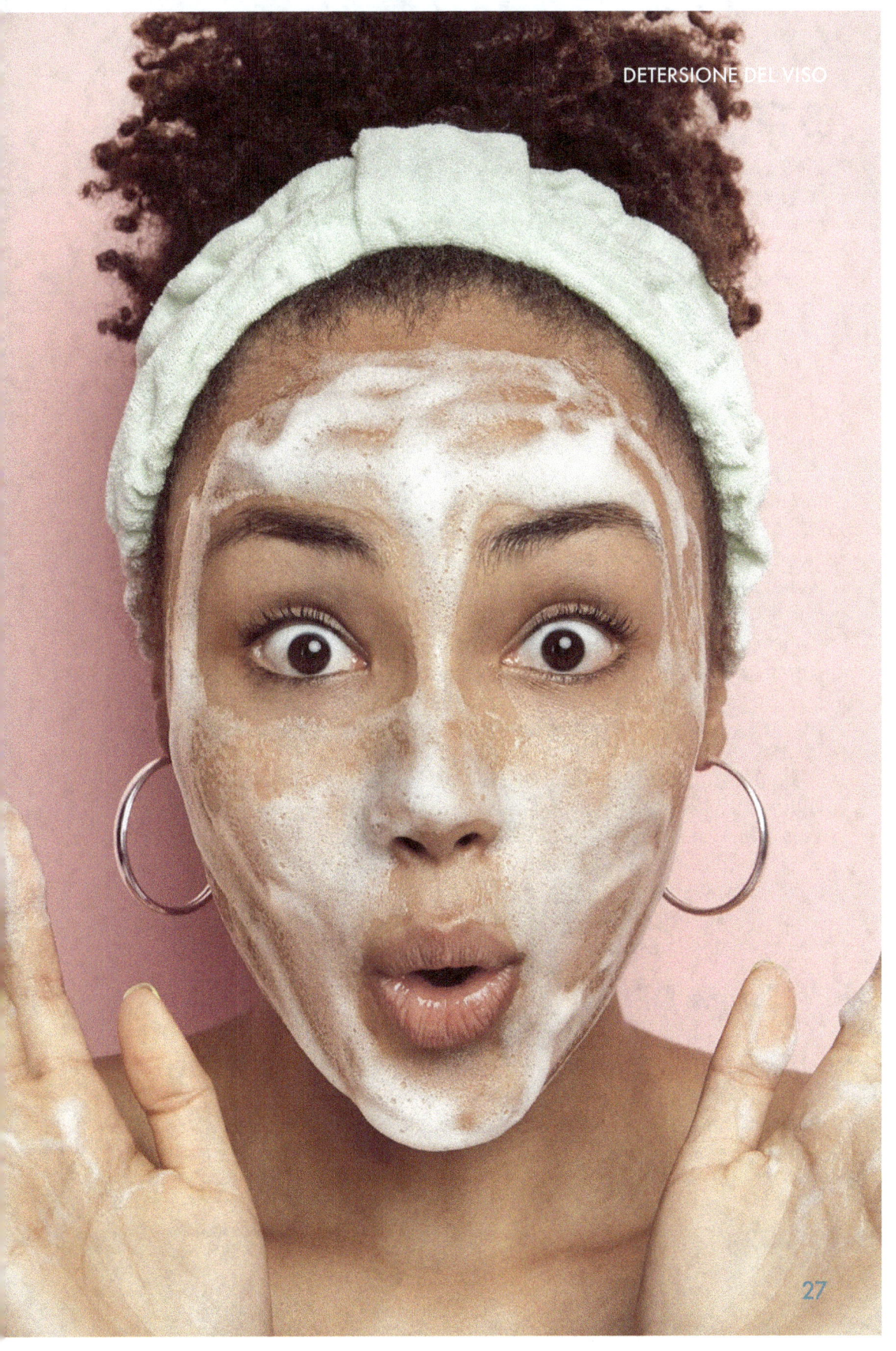

STRUCCANTI

Come abbiamo detto, la rimozione dei residui di trucco è fondamentale la sera, prima di effettuarne appunto la detersione. L'acqua non è sufficiente a rimuovere residui di smog e di trucco e il sapone che si usa comunemente per le mani o per il corpo, oltre ad essere aggressivo, possiede un pH di tipo basico, molto diverso dal pH acido della pelle. Se invece è proprio l'idea della saponetta da sciogliere tra le mani che vi piace, potete optare per il "sapone non sapone", i panetti dalla composizione del tutto diversa da quella del sapone classico, con un pH leggermente acido, come quello del viso, e sono composti da sostanze emollienti che detergono delicatamente senza seccare la pelle.

Importante sottolineare che il detergente è un prodotto rinse off ovvero a risciacquo, quindi i residui vanno sempre eliminati dal viso per non causare tossicità. Per rimuovere i residui di detergente e di acqua sarebbe preferibile utilizzare un dischetto struccante di cotone o meglio ancora una lavette da poter lavare in lavatrice. La lavette è molto delicata e non irrita la pelle e, soprattutto, riduce l'inquinamento. Evitare asciugamani con filati troppo ruvidi ed evitare di lavarsi con acqua troppo calda (rischio irritazione cutanea) o troppo fredda (creerebbe vasocostrizione con riduzione dell'assorbimento degli attivi).

CREMA STRUCCANTE

La crema struccante è ideale per la pelle secca e sensibile, sembra la "pasta" che usano gli attori di teatro per togliere il trucco pesante. Ricca e morbida, si massaggia con movimenti circolari e se ne elimina l'eccesso con acqua tiepida.

MOUSSE DETERGENTE

La mousse detergente è la soluzione più adatta alle pelli miste. Ha una consistenza delicata, che diventa schiuma quando esce dall'erogatore. Va risciacquata con acqua tiepida.

STRUCCANTE BIFASICO

Lo struccante bifasico è una soluzione caratterizzata dalla presenza di una doppia texture: una a base oleosa, ideale per sciogliere lo sporco liposolubile, e l'altra invece idrosolubile, ideale per detergere e tonificare la cute.

Questo tipo di detergente è ideale per rimuovere il trucco waterproof e long lasting e pulire in profondità i pori della pelle ostruiti in modo delicato. Si applica con un dischetto di cotone imbevuto nella soluzione senza strofinare ma tamponando e rimuovendo i residui con dell'acqua tiepida. Ideale anche per pelli sensibili e delicate in quanto non è aggressivo per la cute.

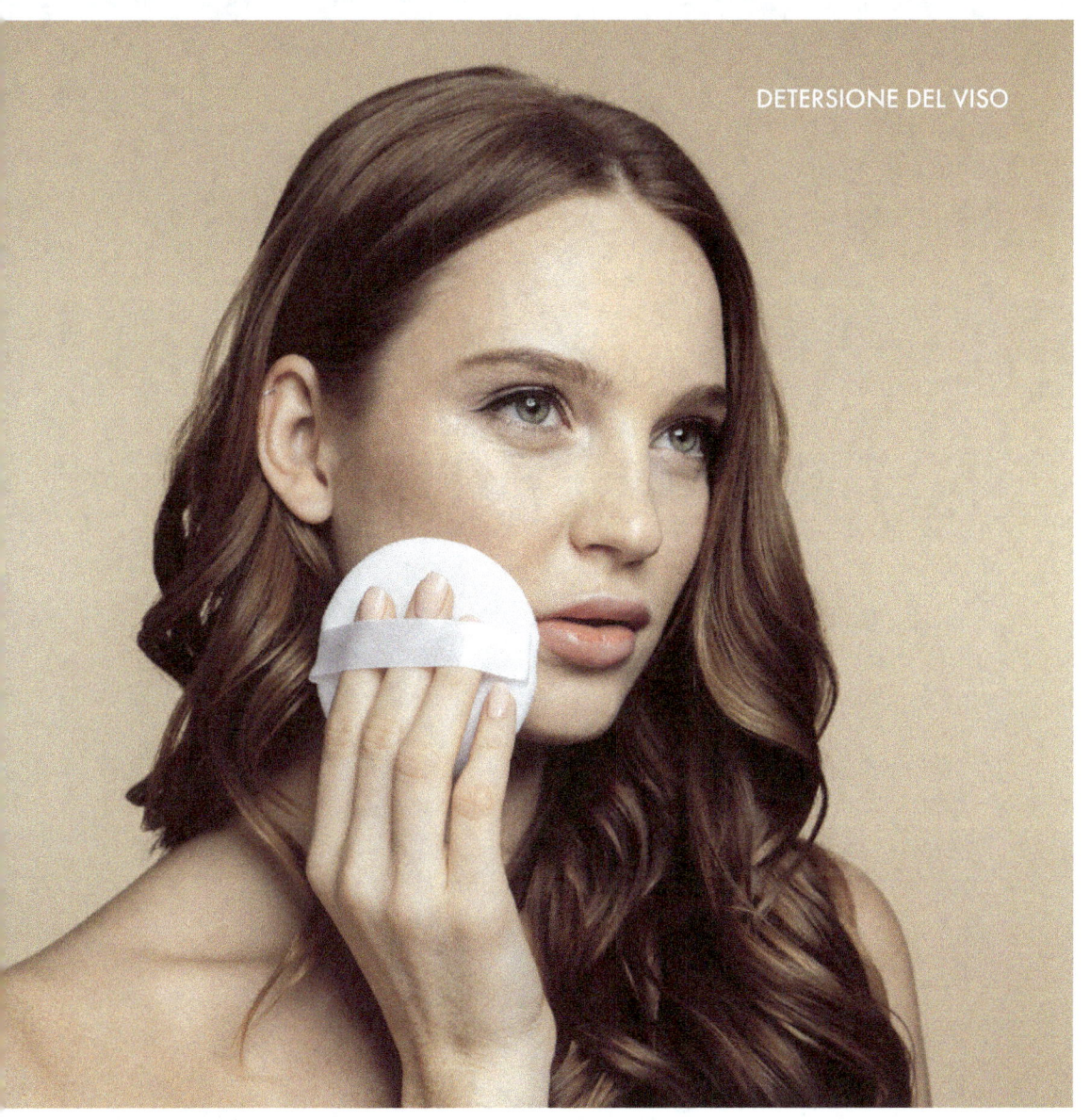

DETERSIONE DEL VISO

SALVIETTE STRUCCANTI

Le pratiche e comode salviette struccanti che tutti abbiamo utilizzato almeno una volta nella nostra vita durante i viaggi non sono dei veri e propri detergenti e non vanno intesi, dunque, come alternativa ai detergenti veri e propri. Non vanno perciò utilizzati tutti i giorni per la normale pulizia del viso, perché risultano troppo irritanti per la pelle e le mucose e, per altro, non detergono in profondità. Andrebbero utilizzate solo in caso di necessità, risciacquando successivamente con abbondante acqua per rimuovere i residui di sporco che restano sulla pelle.

TONICI

Un discorso a parte va fatto poi per il tonico, che non è né un detergente né uno struccante, ma un vero e proprio trattamento dalle molteplici funzioni e declinazioni a seconda della tipologia di pelle da trattare. Questo tipo di prodotto è un leave on ovvero che non necessita di risciacquo dopo la sua applicazione.

La formulazione è composta da idrolati e acque vegetali funzionalizzate, come l'acqua di rose, camomilla, hamamelis, lavanda, fiordaliso ed acqua di fiori di arancio. Sono presenti al suo interno sostanze funzionali a seconda del tipo di pelle da trattare come attivi idratanti, oppure riequilibranti, lenitivi, astringenti o esfolianti.

Il tonico è consigliato in particolar modo a chi non ama risciacquarsi con acqua, esso elimina gli eventuali residui di latte detergente e lascia una piacevole sensazione di freschezza su viso e collo, ripristinando il corretto valore di pH cutaneo e rendendo così la pelle più ricettiva ai trattamenti cosmetici applicati successivamente.

A prescindere dal tipo di prodotto utilizzato, ecco alcuni consigli standard per una buona detersione e pulizia del viso.

1. Dopo aver applicato il detergente e risciacquato, tamponate il viso con un telo di puro lino (non lo stesso che utilizzate per le mani), più "dolce" sulla pelle.

2. Per struccare la zona perioculare, molto delicata, utilizzate soluzioni specifiche. Se il detergente non è idoneo o non abbastanza delicato può arrossare gli occhi.

3. Inserite nella *beauty routine* settimanale uno *scrub* esfoliante (due, se la pelle è mista), eliminando le cellule morte e rendendo il viso subito più luminoso.

4. Nel fine settimana regalatevi una maschera purificante, se l'epidermide è impura, e arricchita di attivi idratanti per ottenere una pelle setosa e luminosa.

5. I *make-up artist* suggeriscono di terminare la pulizia del viso con una vaporizzazione d'acqua termale: reidrata e permette al *soin* di arrivare in profondità.

DETERSIONE DEL VISO

DEODORANTI PER IL CORPO

I deodoranti sono prodotti cosmetici utilizzati allo scopo di prevenire o eliminare l'odore sgradevole provocato dalla traspirazione del corpo.
Gli odori emanati dal corpo sono influenzati da diversi fattori, dove l'igiene personale non è certo l'ultimo ma nemmeno il solo. Contribuiscono ai cattivi odori anche il tipo di alimentazione, l'età, l'abbigliamento, lo stato di salute, fattori ormonali e l'eventuale assunzione di farmaci. L'odore è la conseguenza della traspirazione, un fenomeno fisiologico grazie al quale le ghiandole sudoripare liberano il sudore sulla pelle.
La traspirazione è necessaria per disperdere il calore corporeo in seguito ad attività fisica (allenamento sportivo, lavoro e altro), per mantenere costante la temperatura corporea rispetto all'ambiente e, infine, per eliminare tossine, ma anche, con esse, sali minerali, proteine e lipidi.
Il sudore sarebbe inodore, tuttavia i batteri normalmente presenti sulla cute lo decompongono provocando l'emissione di un odore sgradevole acre e pungente.
I deodoranti antibatterici contengono generalmente ingredienti ad attività antibatterica, come il triclosan o l'alcol, che impediscono la degradazione del sudore da parte dei microrganismi e la conseguente formazione di cattivo odore.
Gli anti-traspiranti agiscono invece

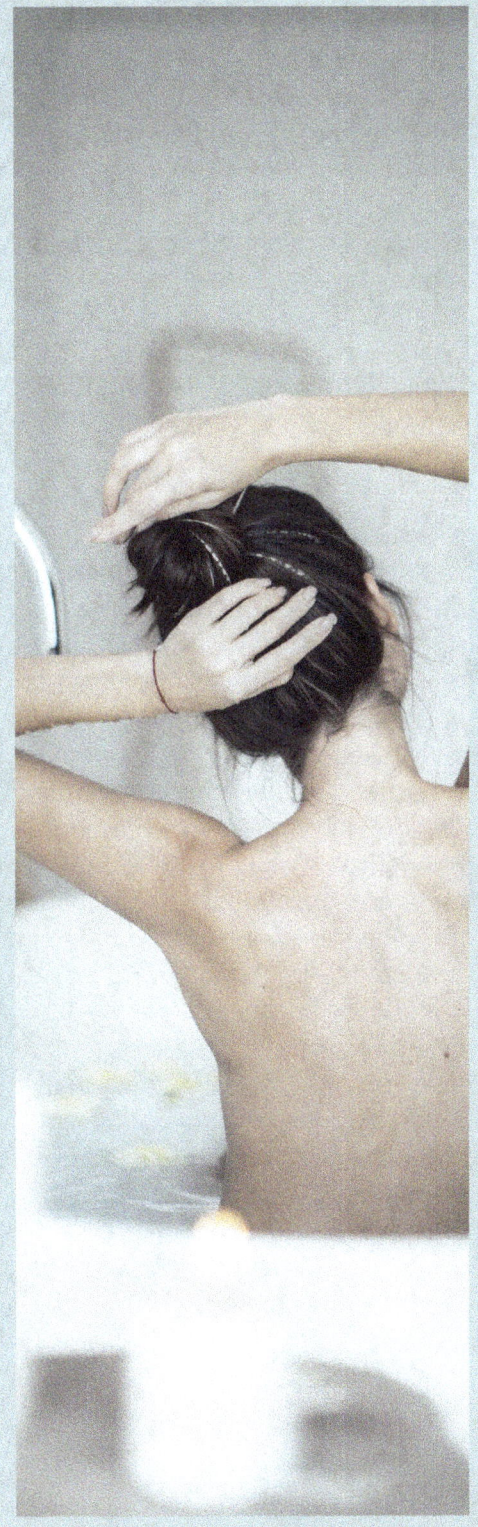

sul controllo dell'emissione di sudore. Essi sono particolarmente indicati in caso di iperidrosi, ovvero sudorazione eccessiva. Contengono sali di alluminio o zirconio, la cui funzione è quella di trattenere il sudore all'interno delle cellule, evitandone la fuoriuscita per alcune ore dopo l'applicazione. In questo modo la pelle resta asciutta e priva di odori sgradevoli. Sia i deodoranti antibatterici sia gli anti-traspiranti, oltre alla loro funzione specifica, possiedono normalmente una fragranza specifica che aggiunge una profumazione.

Negli Stati Uniti gli anti-traspiranti sono classificati come farmaco da banco.

L'allume di rocca o allume di potassio, pur essendo una sostanza di origine naturale normalmente utilizzato come emostatico post rasatura, può essere utilizzato anche come deodorante antitraspirante perché, essendo un tipo di sale composto da alluminio e potassio dell'acido solforico, favorisce la chiusura dei pori della pelle e la traspirazione.

La scelta del deodorante dipende dalle preferenze individuali, ma anche dal tipo di sudorazione (come abbiamo visto), dal tipo di pelle (se più o meno delicata) e da eventuali intolleranze ad alcuni componenti. In commercio sono disponibili diverse formulazioni come spray classico, spray no-gas, stick, roll-on, latte, crema, con o senza profumazione, con azione anti-traspirante o meno. Quanto alla durata dell'efficacia, questa è molto variabile, può arrivare fino ad una applicazione ogni 10 giorni.

Quando la pelle è particolarmente sensibile è meglio orientarsi su prodotti più delicati, privi di propellenti, alcol, coloranti e profumazioni. Il deodorante anti-traspirante è consigliato in caso di sudorazione eccessiva e comunque non sarebbe bene utilizzarlo per periodo di tempo troppo lunghi. L'utilizzo del deodorante può causare rossore e irritazione sulla pelle, soprattutto se la zona è stata depilata di recente. Di conseguenza, la presenza di profumi può scatenare reazioni allergiche nei soggetti sensibili.

I deodoranti naturali sono arricchiti con sostanze anti-sudorali di origine naturale come la salvia, l'aloe vera, il bicarbonato (a piccole concentrazioni altrimenti può macchiare i vestiti) e il tea tree oil ad azione antibatterica e fungicida. In generale è buona norma variare il prodotto utilizzato per non indurre assuefazione.

Infine, è importante ricordare che i deodoranti che contengono profumi possono macchiare la pelle se applicati prima dell'esposizione solare.

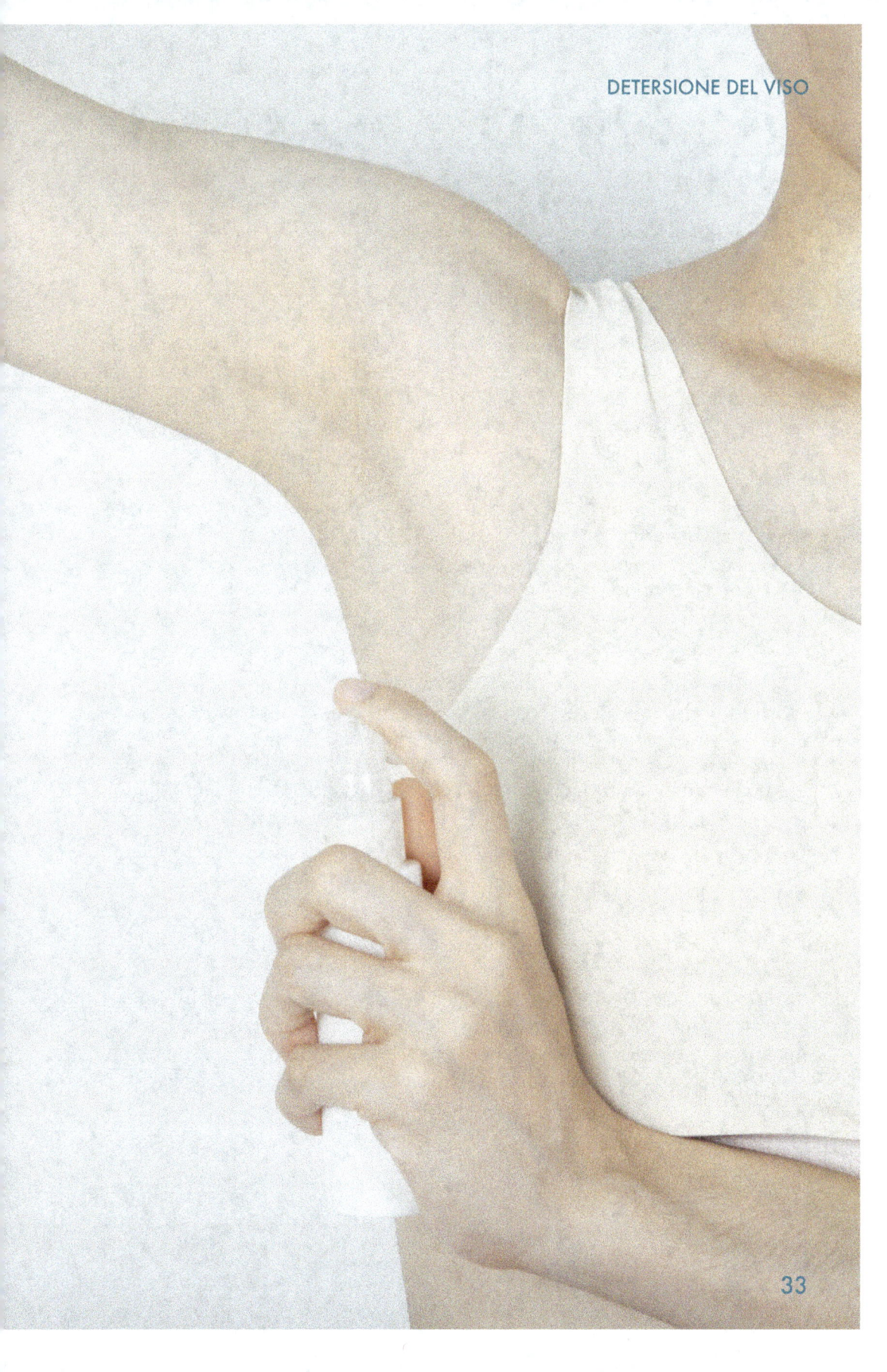

DETERSIONE DEL VISO

PRODOTTI PER L'IGIENE ORALE

Tra i cosmetici per la cura del corpo sono inclusi i prodotti per l'igiene orale utilizzati allo scopo di correggere gli odori, pulire, profumare, modificare l'aspetto, proteggere e mantenere in buono stato i denti e la mucosa orale.

SPAZZOLINO

Lo spazzolino, come ben sappiamo, è lo strumento utilizzato per la pulizia del cavo orale attraverso un'azione meccanica e un'azione chimica, grazie all'applicazione del dentifricio. Il primo spazzolino in setole fu creato in Cina nel sedicesimo secolo. Nel diciannovesimo secolo venne scoperto il fluoro.
Le funzioni principali dello spazzolino sono quelle di rimuovere la placca batterica, rimuovere i residui di cibo dai denti, eliminare l'alitosi e prevenire malattie dentali e gengivali. Lo spazzolino va sostituito ogni due mesi. Ne esistono di diverso tipo, sia in setole naturali che artificiali (nylon). Sono da preferire queste ultime perché le prime tendono a spezzarsi nel tempo, graffiando lo smalto e irritando le gengive.

DENTIFRICIO

Il dentifricio ha la funzione principale di mantenere i denti puliti attraverso l'azione detergente di tensioattivi specifici e quella abrasiva di sostanze granulari di piccole dimensione sospese nella pasta dentifricia.
Il mercato offre diverse soluzioni per l'igiene orale non finalizzate esclusivamente alla detersione, come ad esempio i prodotti per prevenire il deposito di placca e di tartaro, ridurre la predisposizione alla carie, svolgere un'attività protettiva a livello gengivale o sbiancare la superficie dentale.

COLLUTORIO

Il collutorio è un cosmetico complementare per la pulizia del cavo orale con la funzione di rinfrescare l'alito, controllare l'adesione batterica e svolgere un'azione lenitiva sulle gengive. Di norma si consigliano due risciacqui al giorno, al mattino e alla sera, dopo aver spazzolato i denti ed evitando l'assunzione di cibi e bevande colorate subito dopo, per evitare l'ingiallimento della superficie dei denti.

DETERSIONE DEL VISO

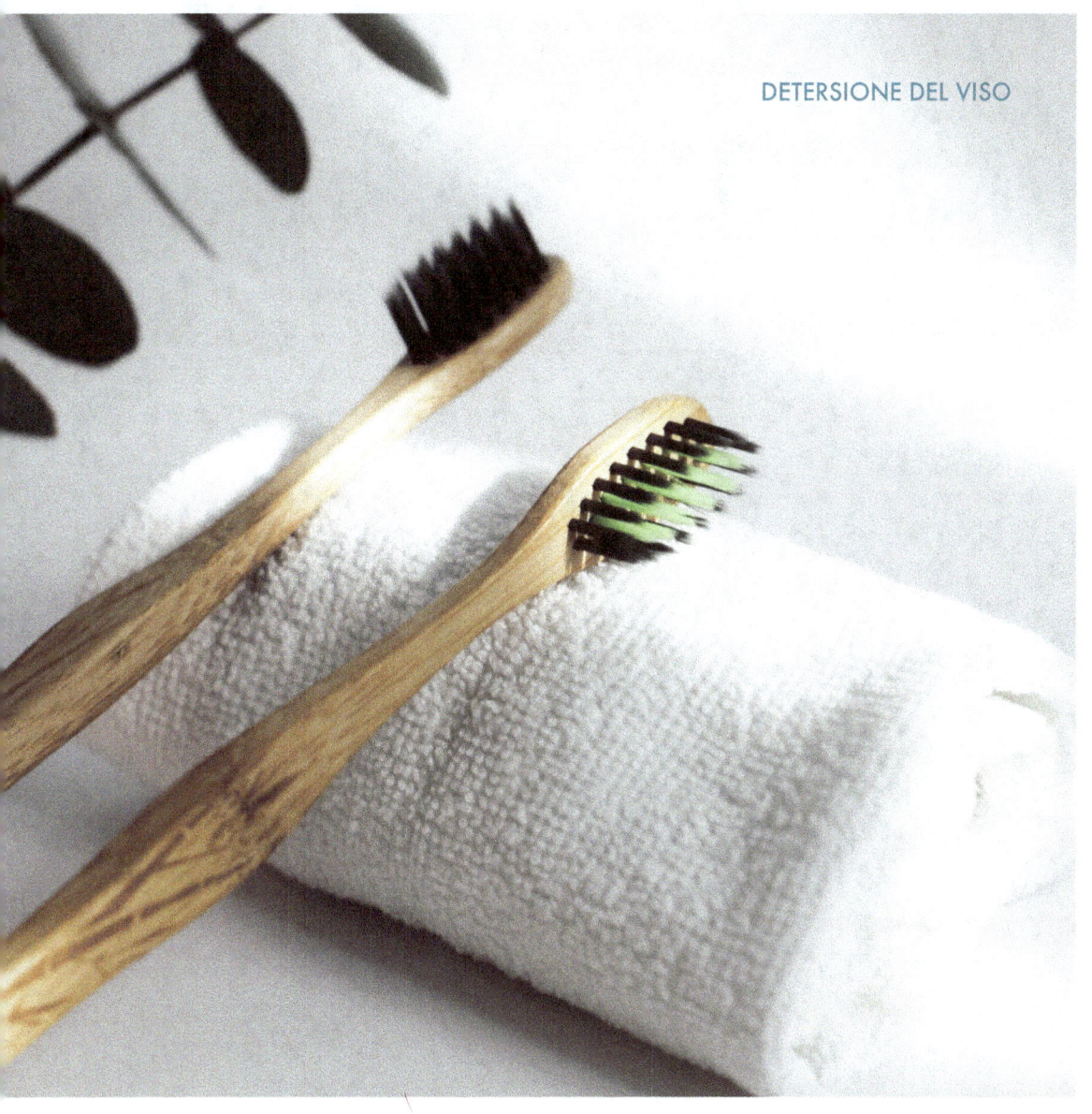

SCOVOLINO E FILO INTERDENTALE

L'utilizzo dello spazzolino non è sufficiente a garantire una corretta igiene orale ma bisogna ricorrere all'utilizzo del filo interdentale o dello scovolino. Lo scovolino permette di rimuovere la patina da ogni genere di superficie anche concava. Il filo interdentale (in seta o nylon) è invece indispensabile per pulire le superfici dei denti nello spazio interdentale tra due denti vicini, dove non arriva lo spazzolino e la placca diventa più insidiosa perché indisturbata, degenerando molto spesso in carie.

CURIOSITÀ

Anna Pursglove, una coraggiosa giornalista del noto tabloid britannico Daily Mirror, si è recata da Nick Miedzianowski-Sinclair alla 3D Cosmetic Imaging Studio, con sede al Queen Anne Medical Centre, appena fuori Harley Street, per sottoporsi ad un esperimento in cui si dimostravano gli effetti negativi di una scarsa detersione della pelle. È stata un mese senza effettuare la pulizia del viso, andando a dormire truccata tutti i giorni e utilizzando dei prodotti per il make-up di linee prestigiose e costose. Il dottore le ha applicato una telecamera 3D sul viso e i risultati sono stati sconvolgenti. L'accumulo di tossine e smog hanno causato un invecchiamento biologico della pelle di circa dieci anni con comparsa di macchie cutanee, pori dilatati, capillari fragilizzati e comparsa di rughe! Il film occlusivo formato sulla pelle intrappolava le sostanze irritanti sulla cute esacerbando le eruzioni cutanee. Per fortuna si è trattato di un invecchiamento reversibile.

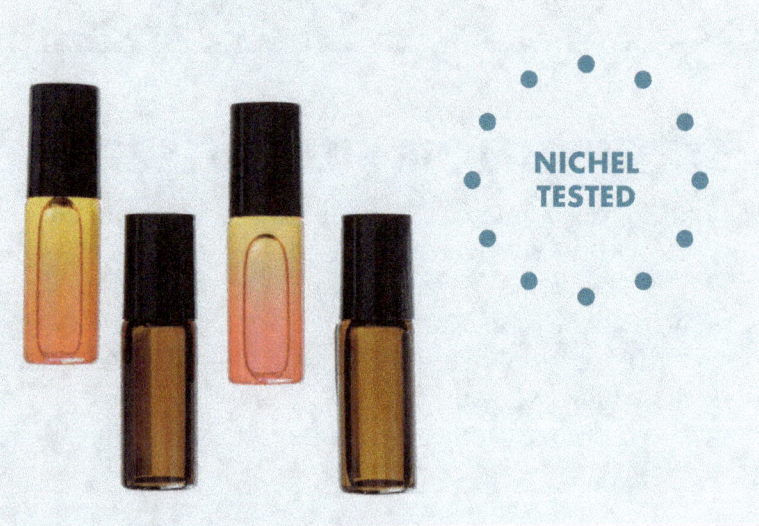

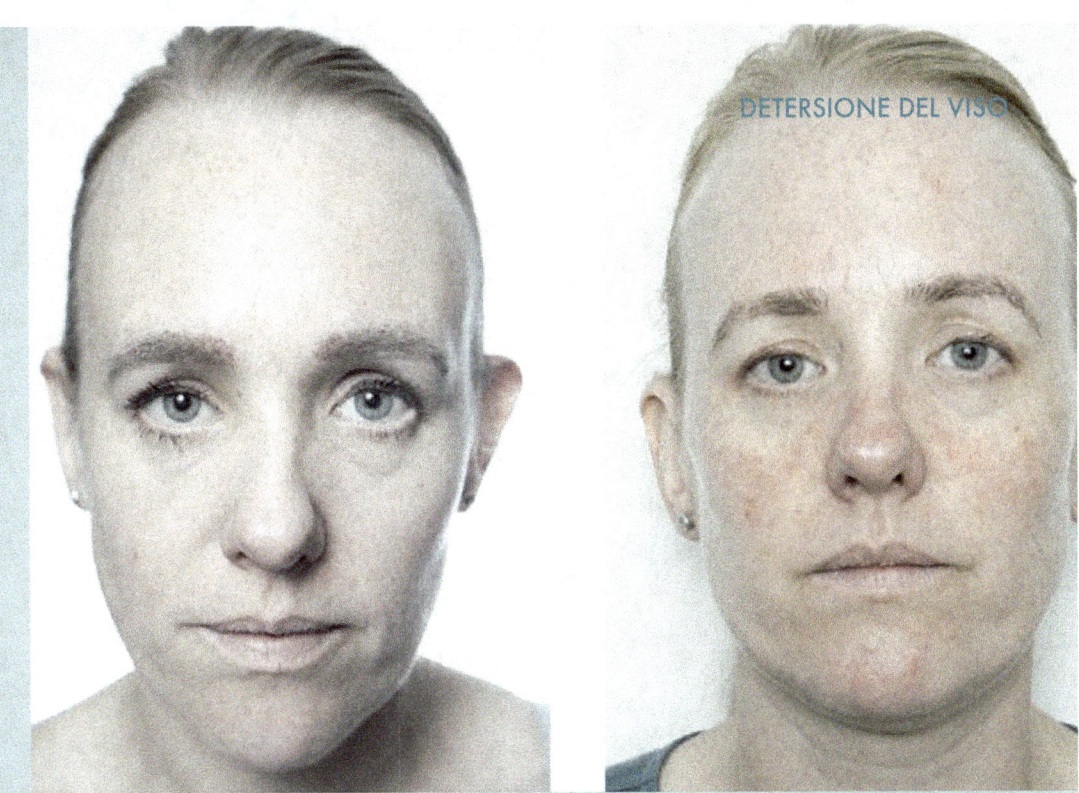

Anna Pursglove, giornalista del Daily Mirror. Immagine del prima e dopo esperimento.

FALSI MITI

Lo sapete che non esiste il cosmetico senza nichel? Questo non significa che chi è allergico al nichel non possa utilizzarlo, ma bisogna avere qualche accortezza. Se leggiamo con attenzione l'etichetta dei cosmetici noteremo che non troveremo più la scritta "nichel free" ma troveremo la scritta "nichel tested". Per le persone allergiche è bene controllare che il valore di nichel non sia superiore a 1ppm, pari allo 0,0001% limite fissato come sicuro anche per le pelli più sensibili a questo metallo.

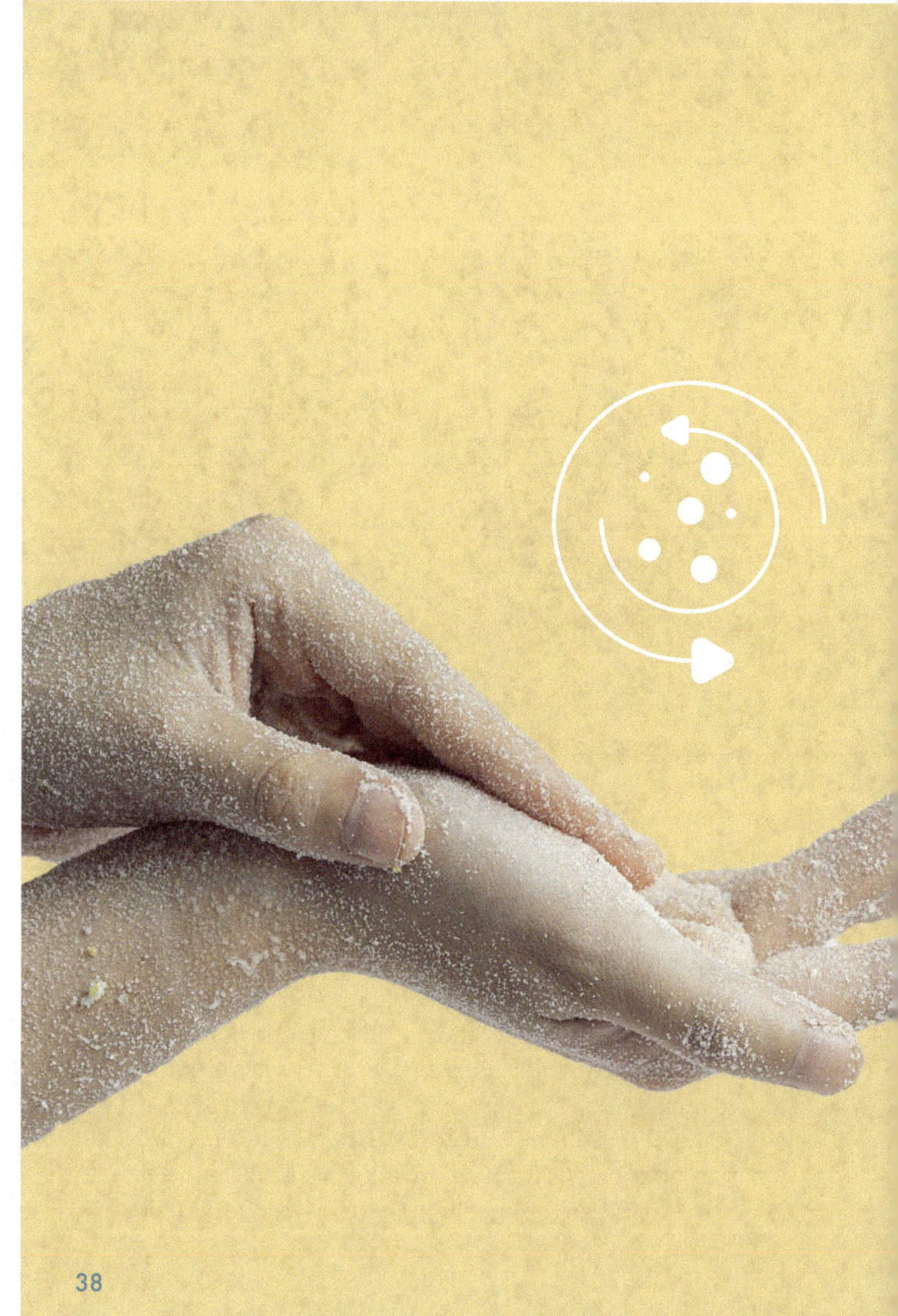

3 ESFOLIAZIONE CORPO O VISO

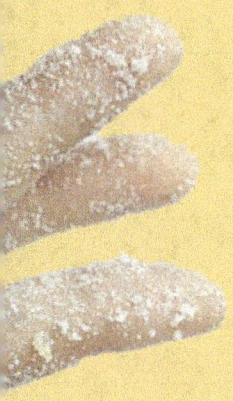

Esfoliazione è una parola che si sente spesso nel mondo beauty, ma non tutti sanno di cosa si tratta. L'esfoliazione è un trattamento estetico che consiste nella rimozione dello strato superficiale dell'epidermide composto da cellule morte e residui di trucco o di sporco. Il processo di rimozione delle cellule morte dello strato corneo può essere effettuato con *scrub, gommage o peeling*.

L'esfoliazione si realizza sulla pelle del viso oppure sulla pelle del corpo. Il termine esfoliazione è stato coniato dal campo geologico dove le esfoliazioni sono fratture che si formano sulla superficie delle rocce e creano delle lastre che poi si distaccano. Analogamente nel settore beauty ciò che viene esfoliato, al posto della roccia, è la pelle.

PERCHÉ È UTILE L'ESFOLIAZIONE DELLA PELLE?

Se l'epidermide viene liberata da cellule morte e residui di sporcizia (make up, polveri derivanti da agenti atmosferici esterni), i tessuti cutanei vengono ossigenati e si favorisce il rinnovamento cellulare.
La pelle, dopo l'esfoliazione, diventa più fresca, pulita, luminosa, purificata, rigenerata, dall'aspetto sano. In più, quando si realizza l'esfoliazione si favorisce l'aumento della circolazione dermica grazie al massaggio realizzato e si stimola il turnover epidermico fisiologico. Inoltre, se si effettua periodicamente l'esfoliazione, si possono ottenere altri benefici come la riduzione della comparsa di brufoletti, di comedoni (punti neri) e di pori dilatati.

QUANDO E QUANTO SPESSO BISOGNA ESFOLIARE LA PELLE?

Se l'epidermide viene liberata da cellule morte e residui di sporcizia (make up, polveri derivanti da agenti atmosferici esterni), i tessuti cutanei vengono ossigenati e si favorisce il rinnovamento cellulare.
La pelle, dopo l'esfoliazione, diventa più fresca, pulita, luminosa, purificata, rigenerata, dall'aspetto sano. In più, quando si realizza l'esfoliazione si favorisce l'aumento della circolazione dermica grazie al massaggio realizzato e si stimola il turnover epidermico fisiologico. Inoltre, se si effettua periodicamente l'esfoliazione, si possono ottenere altri benefici come la riduzione della comparsa di brufoletti, di comedoni (punti neri) e di pori dilatati.

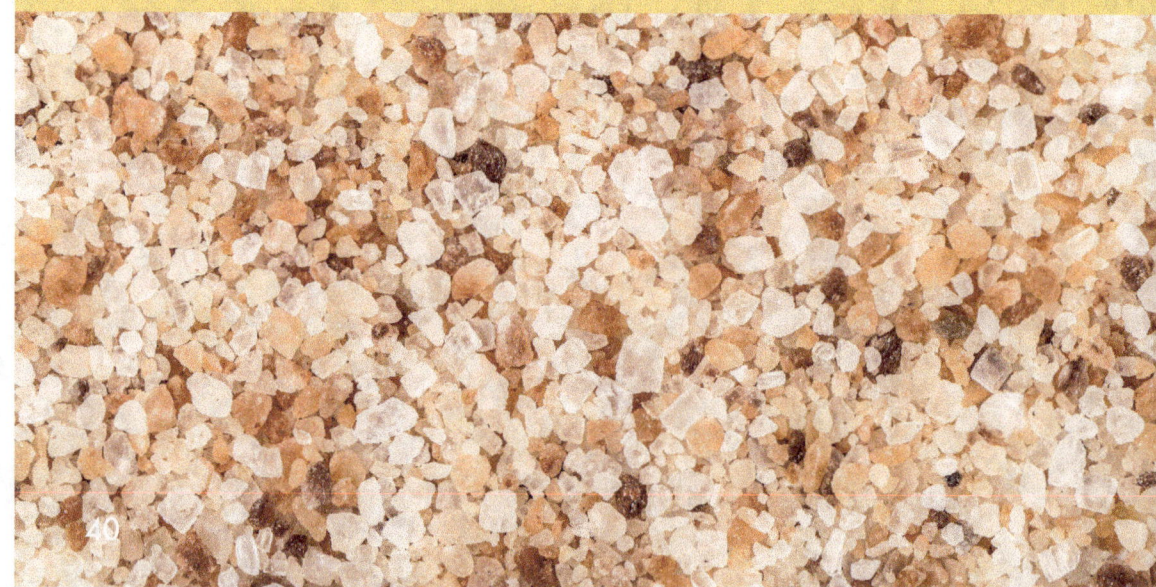

ESFOLIAZIONE CORPO O VISO

METODI E PRODOTTI ESFOLIANTI

Come abbiamo anticipato, abbiamo diversi metodi di esfoliazione e, di conseguenza, prodotti differenti che permettono di ottenere lo stesso risultato. Ecco i tre più noti:

SCRUB

Lo scrub è una sostanza cremosa che contiene al suo interno delle micro-particelle dure (ad esempio, sali, zucchero, frammenti di semi, micro cristalli minerali) che deve essere applicata sulla pelle e massaggiata. Realizzando massaggi circolari in tutte le aree del viso (o del corpo) si va a desquamare l'epidermide facendo staccare lo sporco e le cellule morte. Il massaggio deve essere leggero per evitare di creare abrasioni. Poi si procede con il risciacquo per eliminare lo scrub e ogni residuo di sporco.

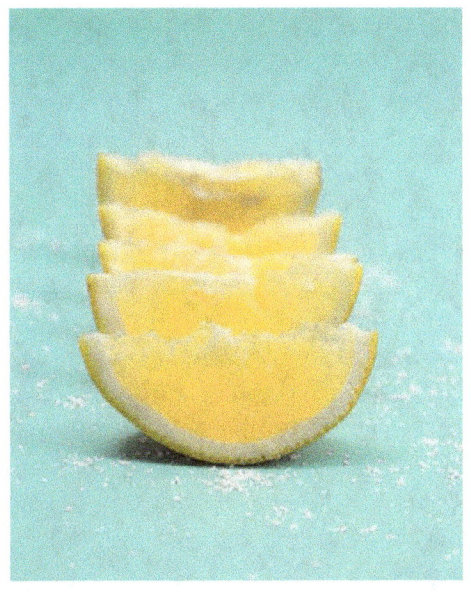

La scelta delle microparticelle utilizzate determina l'aggressività del potere esfoliante. Più la grana è spessa più lo scrub sarà aggressivo, come nel caso di particelle derivanti dai semi dell'olio d'oliva. Semi di kiwi e zuccheri fini rendono l'esfoliazione più delicata. Questo trattamento è consigliato alle pelli normali, non infiammate e sconsigliato a quelle sottili e fragilizzate.

Consiglio vivamente di evitare prodotti con microsfere plastiche di polietilene, non tanto per gli effetti dannosi a livello cutaneo poiché le tracce di sostanza a livello ematico sono molto basse, ma piuttosto per una questione di inquinamento ambientale, soprattutto delle falde acquifere. Quando è possibile meglio preferire prodotti ottenuti tramite procedimenti di green chemistry e a basso impatto ambientale.

GOMMAGE

Il gommage è una sostanza a base cremosa o gel che contiene polvere di riso, di avena, di nocciola o altre polveri di sostanze naturali e viene applicata sulla cute e massaggiata. Anche in questo caso si realizza un massaggio sulla pelle asciutta o leggermente inumidita e poi si elimina il prodotto con acqua. Consigliabile a tutti coloro che hanno una pelle sensibile, soggetta ad arrossamenti e couperose.

RACCOMANDAZIONI GENERALI

Per tutte le tipologie di esfoliazione del viso è importante evitare sempre il contorno occhi e il contorno labbra. In queste aree infatti la pelle è molto sensibile e sottile e potremmo creare inutili arrossamenti. Inoltre, trattare il contorno occhi può rischiare di sconfinare. A tal proposito, bisogna quindi fare molta attenzione a non entrare a contatto con la mucosa oculare in quanto fortemente irritante.
Dopo l'utilizzo degli esfolianti è raccomandabile sciacquare il viso con abbondante acqua per rimuovere tutti i residui di prodotto e non eseguire trattamenti viso troppo aggressivi, come il trattamento all'ossigeno iperbarico o la combinazione di altri acidi, il rischio sarebbe un'ustione cutanea o la comparsa di iperpigmentazioni post infiammatorie.
Esistono anche i peeling medici e i peeling meccanici realizzati con l'utilizzo di particolari macchinari. Ad esempio, ci sono strumenti per fare microdermoabrasioni, peeling chimici superficiali o profondi. In questi casi però si entra in un campo medico che interessa trattamenti dermatologici per curare cicatrici da acne, smagliature, rosacea, dermatiti o altre problematiche cutanee più gravi.
L'esfoliazione realizzata con scrub può portare rossore alla pelle e se realizzata in modo troppo aggressivo può provocare micro lacerazioni. Ad esempio, una pratica sconsigliata è quella di applicare lo scrub con le spazzole di pulizia del viso a massaggio sonico: sarebbe un trattamento troppo irruento per la pelle. La soluzione ideale è realizzare un semplice massaggio circolare con le mani.
Chi ha una pelle molto sensibile deve preferire il peeling o il gommage allo scrub. Inoltre, chi soffre di couperose deve realizzare un massaggio piuttosto rapido, perché, se si prolunga troppo nel tempo, si rischia di stimolare eccessivamente la microcircolazione.

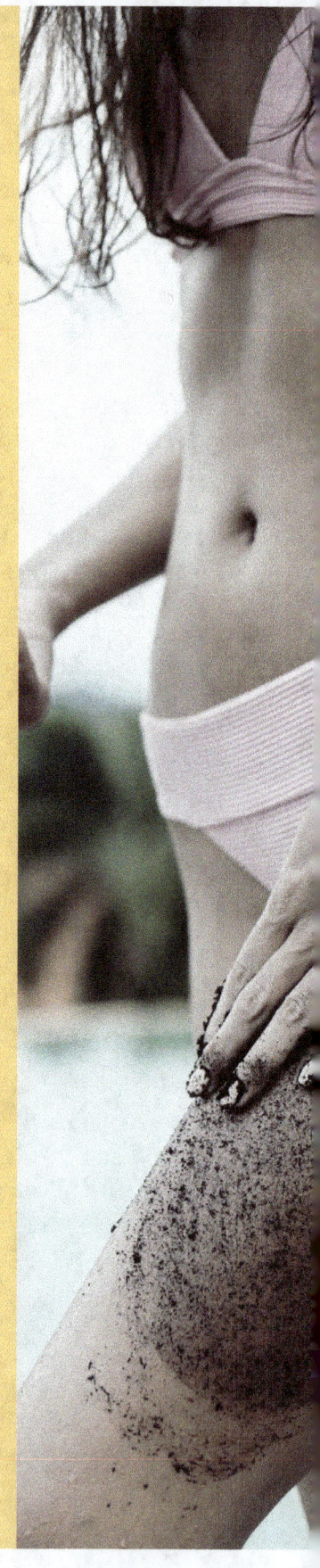

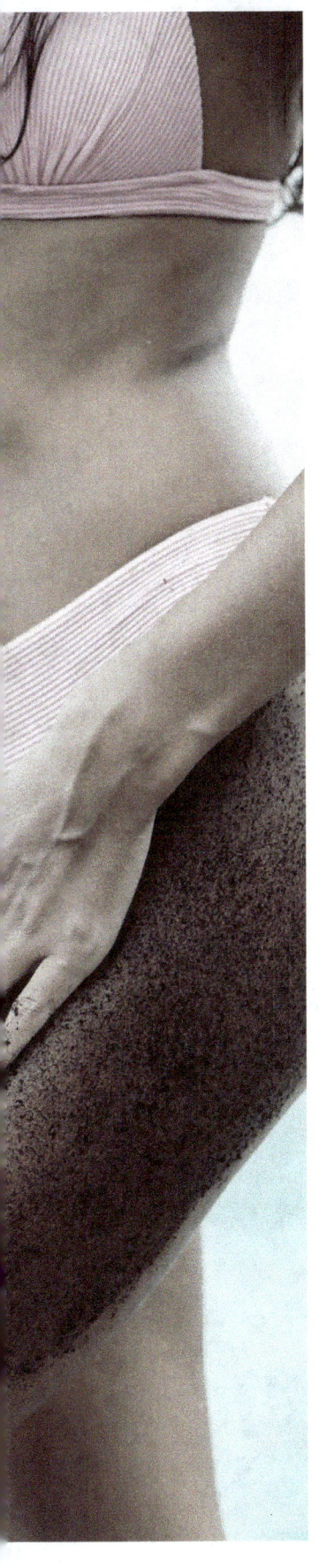

ESFOLIAZIONE CORPO O VISO

CONSIGLI PER UNA ESFOLIAZIONE OTTIMALE

L'esfoliazione è comparabile all'esercizio fisico, per questo è meglio seguire un programma su misura. La giusta intensità di esfoliazione varia in base al tipo di pelle, al periodo dell'anno che stiamo attraversando, all'ambiente esterno e allo stile di vita di ciascuno di noi. Pertanto, in base ai cambiamenti climatici o alle mutazioni che la pelle subisce con il variare dell'età, si può passare a una formula più delicata oppure variare l'intensità o la frequenza dell'esfoliazione.

Gli esfolianti chimici, come l'acido mandelico, danno dei benefici maggiori rispetto alla semplice esfoliazione meccanica. Aiutano, per esempio, a rallentare i meccanismi di invecchiamento precoce della pelle e, al tempo stesso, sono abbastanza delicati da poter essere usati di frequente.

È particolarmente importante esfoliare la pelle durante i mesi più caldi e umidi e questo perché, quando la pelle è sotto attacco da parte dei raggi UV, non c'è un ricambio cellulare sufficiente, il che si traduce in una pelle dai pori ostruiti o, peggio, nella comparsa di antiestetiche imperfezioni cutanee. L'esfoliazione, aiuta a mantenere la pelle fresca e luminosa e favorisce, al tempo stesso, un migliore assorbimento del prodotto idratante quotidiano.

CURIOSITÀ

Circa il 16% del tuo peso totale è fatto dalla tua pelle. Incredibile, no? Mediamente una donna di 60 kg ha circa 9,5 kg di pelle, un uomo di 80 kg invece ne ha quasi 13. Un dato decisamente confortante!

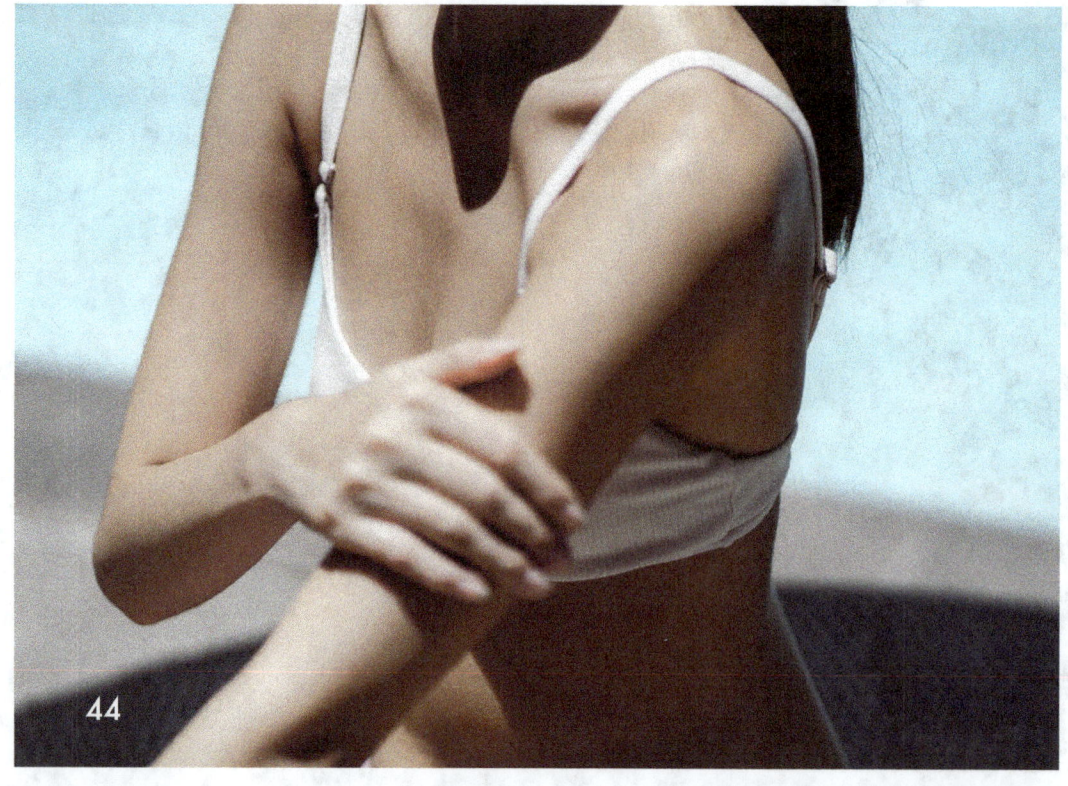

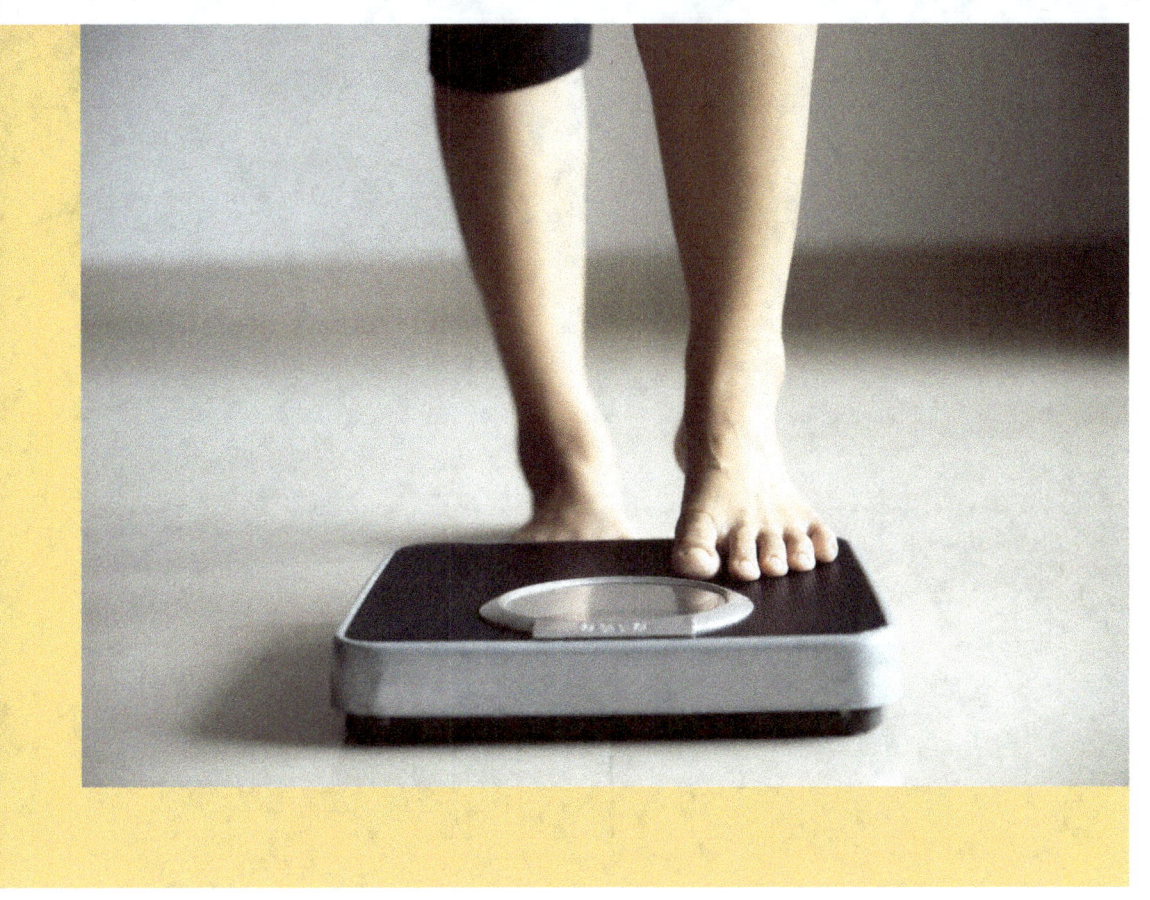

FALSI MITI

Lo sai che lo scrub non toglie l'abbronzatura anzi la favorisce? Lo scrub cutaneo è un amico del sole ed è dunque un trattamento molto consigliato in estate. Effettuato prima della stagione estiva aiuterà a eliminare i residui di sporco superficiale e di cellule morte presenti sulla cute per mantenere l'abbronzatura per tutto l'inverno. Eseguito durante la stagione estiva aiuta a ridurre l'effetto opaco della pelle secca rendendola invece più sana e luminosa. Realizzato dopo la stagione estiva aiuterà invece a ridurre le macchie cutanee causate dalla perdita dell'abbronzatura.

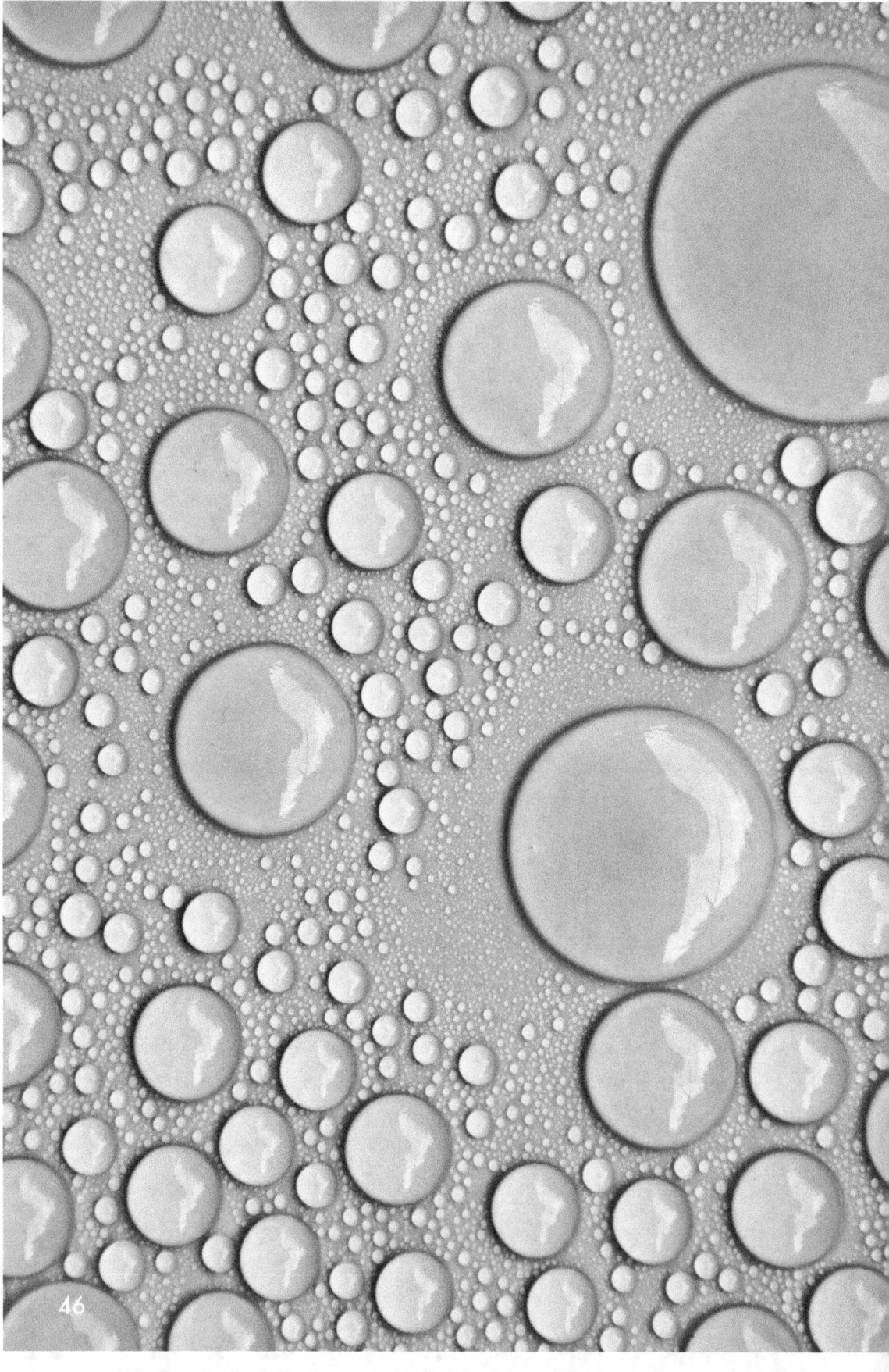

4 IDRATAZIONE CUTANEA

Molte persone iniziano ad avere cura della propria pelle a partire dai trent'anni circa, nel momento in cui si iniziano a notare le prime imperfezioni. In realtà, bisognerebbe cominciare a prendersi cura di sé molto tempo prima, quando ancora apparentemente non ce n'è bisogno, per tardare il più possibile l'azione del tempo sulla nostra pelle. Come recita il vecchio intramontabile slogan, prevenire è meglio che curare. Importante, dunque, fare prevenzione e insegnare ai ragazzi in età adolescenziale ad assumere comportamenti corretti. Uno dei parametri fondamentali per la valutazione dello stato di salute della nostra cute è il grado di idratazione, poiché l'acqua è fonte di vita e veicolo per lo scambio di nutrienti. L'idratazione cutanea non è altro che il contenuto di acqua dei tessuti cutanei.

Nel derma, che è vascolarizzato, il contenuto di acqua è simile a quello corporeo, circa il 70%; nell'epidermide, invece, l'acqua penetra per diffusione dal derma sottostante, di conseguenza il suo contenuto varia, degradando da un 70% circa nello strato basale a un circa 20% nello strato corneo.

La giusta concentrazione di acqua influisce notevolmente sull'aspetto e sulle caratteristiche meccaniche della pelle, in quanto, grazie alla sua presenza, sono favoriti gli scambi cellulari. Non si tratta dunque solo di un fatto estetico ma anche di un buon funzionamento e di salute vera e propria della pelle.

Le molecole d'acqua del derma sono legate in parte alle proteine, in particolare al collagene, e ai glicosaminoglicani, in primis l'acido ialuronico. Nel derma, la percentuale di acqua libera, non legata, è maggiore in caso di edema. Nell'epidermide, l'acqua penetra e si diffonde dal derma sottostante e dall'esterno.

La bassa permeabilità dello strato corneo riduce la perdita di acqua, dall'interno verso l'esterno, chiamata TEWL (dall'inglese transepidermal water loss), ma anche la penetrazione di acqua dall'esterno verso l'interno. L'idratazione dell'epidermide è influenzata dalla temperatura e umidità esterne, ma una corretta idratazione è possibile solo se l'apporto di acqua dal derma è sufficiente a bilanciare la TEWL, che, come abbiamo visto, dipende dalla permeabilità dello strato corneo. Più questa è alta, come nei casi di cute lesa o barriera insufficiente, maggiore è la perdita d'acqua transepidermica e, conseguentemente, minore è la ritenzione idrica nei tessuti cutanei. Questa condizione si può verificare nei casi di cute non integra e infiammata in cui sono presenti delle microlesioni superficiali come nel caso della dermatite. Nell'epidermide l'acqua può essere legata, oltre che alle sostanze a cui si unisce nel derma, a sostanze idrofile a basso peso molecolare prodotte da processi di degradazione, anche enzimatica, delle proteine nello strato corneo. L'insieme di queste sostanze è stato chiamato fattore naturale di idratazione o NMF, dall'inglese natural moisturizing factor.

Il fattore naturale di idratazione è dunque una miscela di sostanze idrosolubili e igroscopiche in grado di legarsi all'acqua e di fissare e trattenere nello strato corneo e nel film idrolipidico superficiale anche parte dell'umidità ambientale a contatto con la pelle. Alcuni suoi componenti, fra cui urea, acido lattico e pirrolidone carbossilato, sono diventati ingredienti comuni per prodotti topici applicati per aumentare l'idratazione cutanea.

Le sostanze idratanti agiscono su più livelli a seconda della loro idrofilia o idrorepellenza. Le sostanze idrofile, umettanti, trattengono l'acqua all'interno e sulla superficie della pelle. Le sostanze idrorepellenti, emollienti, diminuiscono la permeabilità della pelle e riducono la perdita di acqua transepidermica.

Gli umettanti più utilizzati nelle applicazioni topiche finalizzate a incrementare l'idratazione cutanea (alcuni presenti naturalmente nella pelle) sono: urea, acido ialuronico, glicerolo, PCA (acido pirrolidoncarbossilico). Ma anche polialcoli, glicoli e saccaridi non fisiologici.

IDRATAZIONE CUTANEA

Tra gli emollienti più utilizzati, invece, quelli a minor reattività e biologicamente inerti sono: paraffina e siliconi. Ma anche lipidi affini ai lipidi cutanei, come cristalli liquidi derivati dall'olio di oliva, colesterolo, ceramidi, cere e trigliceridi. Gli emollienti idrorepellenti, riducendo la perdita di acqua transepidermica, vengono anche definiti "occlusivi". L'azione combinata di emollienti ed umettanti, che emula quindi il naturale film idro-lipidico della pelle, è considerata la più efficiente.

Ormai tutte le aziende cosmetiche hanno un occhio di riguardo per la chimica verde e i prodotti bio. Quindi la maggior parte dei cosmetici idratanti avrà sostanze di derivazione naturale con funzione idratante diretta e indiretta come ad esempio l'aloe vera, l'avena, polisaccaridi della cassia, olio di avogado e burro di karitè. Una inadeguata idratazione cutanea è associata a diverse manifestazioni cutanee, quali pelle secca, pelle sensibile, eczema, dermatite atopica, acne, rosacea e psoriasi. L'applicazione topica di prodotti idratanti è considerata in molti casi un adiuvante e, in altri, una vera e propria terapia, classificata, nel caso della dermatite atopica, come terapia emolliente.

Aumentando il contenuto di acqua aumenta lo spessore dello strato corneo, la sua permeabilità e la sua plasticità. Oltre che variazioni a breve termine nell'apparenza della pelle, la sua corretta idratazione ha implicazioni sulla comparsa dei segni di invecchiamento e sull'efficienza della funzione barriera.

Una eccessiva idratazione cutanea, in alcuni casi può comportare un indebolimento dei desmosomi(una giunzione di natura proteica tra cellule adiacenti donando al tessuto resistenza alla trazione e ad altri traumi fisici), con conseguente esfoliazione accelerata, tipico di alcune patologie cutanee come la disidrosi, ovvero una iper produzione di sudore dalle ghiandole sudoripare con formazione di vescicole d'acqua che poi scoppiano, lasciando quelle tipiche lacerazioni cutanee su mani e piedi.

La detersione cutanea tende a rimuovere parte del mantello idrolipidico protettivo della pelle, che contribuisce alla regolazione dell'idratazione cutanea. Per questo sono molto diffusi cosmetici con funzione idratante formulati per apportare umettanti ed emollienti alla pelle. L'idratazione indotta da cosmetici può riferirsi anche agli annessi cutanei: capelli e unghie, dove però, mancando la diffusione di acqua dall'interno, l'idratazione può essere aumentata solo con acqua trasferita dal cosmetico stesso o dall'ambiente.

È possibile riconoscere la disidratazione attraverso alcuni segnali, ad esempio la sensazione della "pelle che tira", con sensazione di fastidio, ispessimento cutaneo e colorito spento.Per una pelle disidratata è sconsigliato l'utilizzo di gel, soprattutto in estate, in quanto l'ambiente esterno potrebbe rubare acqua dal cosmetico e dalla nostra pelle. É da preferire dunque una buona emulsione. Nel momento della consulenza è molto importante saper riconoscere una pelle disidratata da una pelle secca!

BRUFOLI SOTTOCUTE

Un inestetismo molto frequente soprattutto tra i soggetti più giovani è la comparsa di brufoli sottopelle, che rendono la grana superficiale poco uniforme. Non si tratta di un tipo di pelle, ma più che altro di una condizione infiammatoria della pelle "disidratata", in alcuni casi può riguardare le pelli miste e acneiche.

I brufoli sottopelle sono delle infiammazioni dei follicoli piliferi che possono interessare tutto il corpo, in particolar modo la zona T, ovvero fronte, naso e mento. Si tratta di piccole bolle sottocute, a volte dolorose, che non possono essere schiacciate poiché non hanno la classica puntina bianca e vanno perciò trattate con prodotti adeguati.

A seconda dello stato infiammatorio, i brufoli sottopelle possono evolvere in "pustole" piccole, rosse, infiammate e che contengono pus, oppure "papule" piccole, non necessariamente arrossate e con una "testa"; queste ultime, a differenza delle prime, non sono calde al tatto e si presentano spesso a gruppetti, sono le più difficili da trattare. Nei casi più gravi, addirittura, possono evolvere in cisti, da rimuovere talvolta chirurgicamente. In presenza di papule bisognerà quindi rivolgersi al proprio dermatologo, il quale assegnerà una terapia farmacologica mirata, ad esempio a base di pomate cortisoniche.

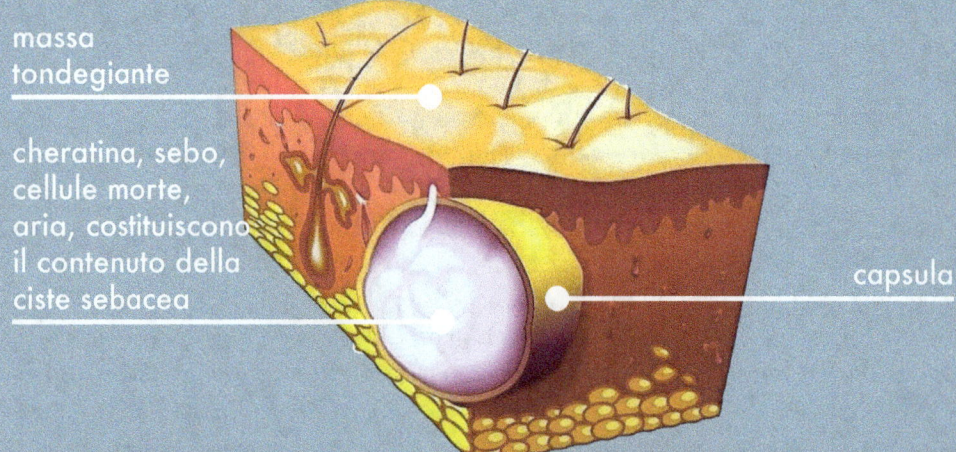

IDRATAZIONE CUTANEA

Il trattamento dei brufoli sottopelle prevede:

1. Una detersione delicata (meglio per affinità), arricchita con attivi antibatterici
2. Un trattamento esfoliante delicato, preferibilmente un gommage oppure un peeling purificante all'acido salicilico
3. Un trattamento idratante, lenitivo e antinfiammatorio, a base di prodotti per il trattamento di cute infiammata anziché acneica
4. un trattamento intensivo localizzato da applicare direttamente sull'imperfezione, arricchito con lo zolfo che servirà a seccare il brufolo

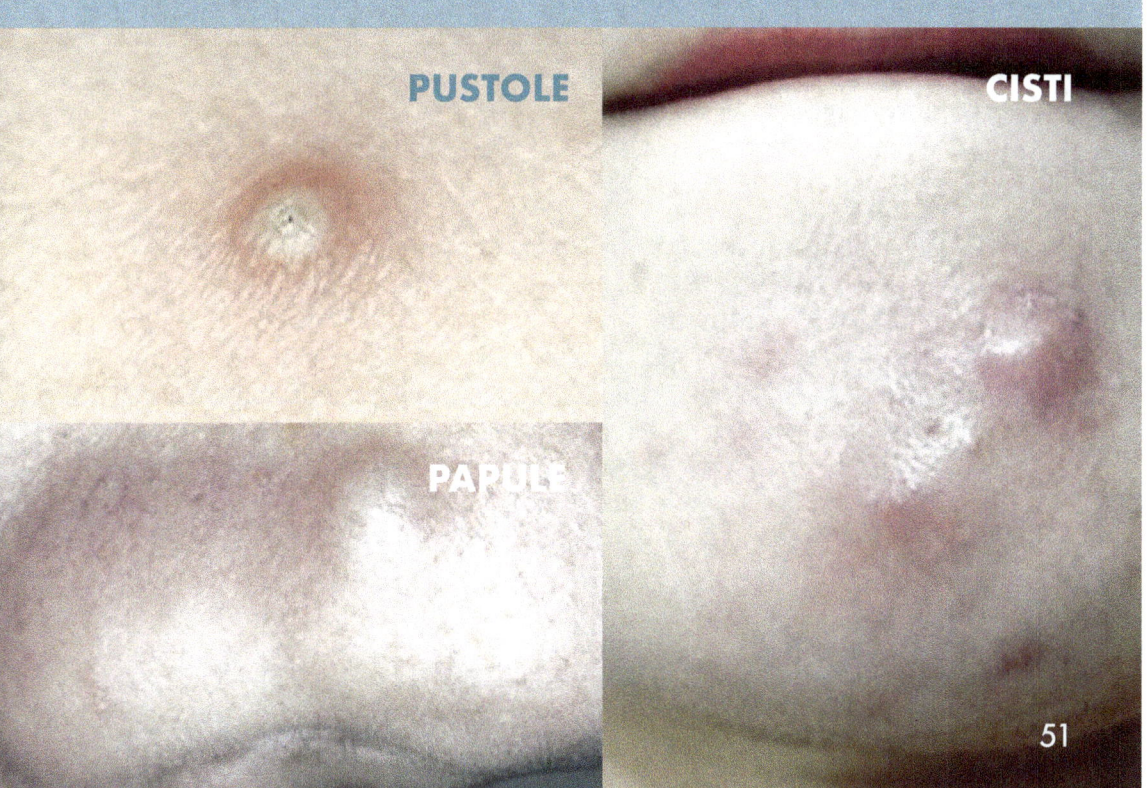

PELLE SECCA

Non riconoscere una pelle secca è un errore molto frequente e facile da fare, in quanto si tratta, per definizione, di una pelle con un basso contenuto di lipidi, ovvero il cementino che tiene uniti i corneociti superficiali. La secchezza grave viene definita xerosi. Quando si confonde una pelle secca con una pelle grassa a tendenza acneica rischiamo di consigliare una crema sebo riducente aggravando maggiormente lo stato infiammatorio della cute!

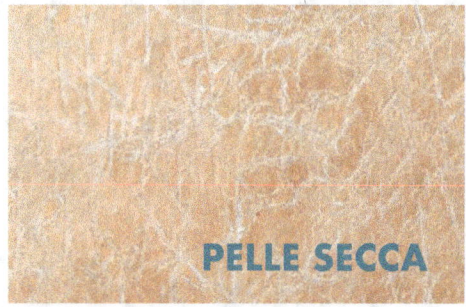

Esistono alcuni segnali per distinguere una pelle secca da una pelle disidrata. I segnali per riconoscere una pelle secca sono: tensione, rughe sottili, desquamazione, prurito, arrossamento, screpolature, crepe e sanguinamento. Le cause possono essere molteplici come ragioni fisiologiche, età, sesso e stato di salute, particolari condizioni climatiche come tasso di umidità molto elevato, uso di prodotti aggressivi, lavaggio con acqua molto calda e prolungata esposizione al sole.

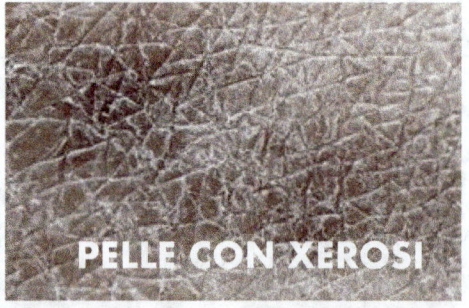

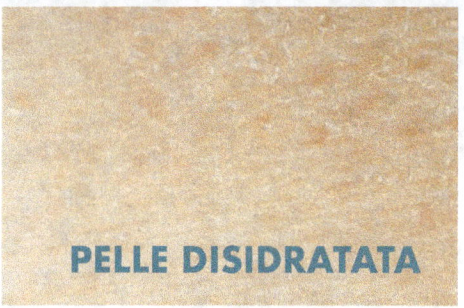

La pelle secca va trattata con cura e costanza per evitare fastidi cutanei:
- due volte al giorno bisogna detergerla utilizzando prodotti che agiscono per affinità come latti e creme
- due volte alla settimana è importante esfoliare la cute con scrub o peeling per uniformare la grana della pelle e rimuovere eventuali desquamazioni
- dopo la fase di detersione è utile applicare agenti emollienti contenenti, nella fase grassa, oli e burri vegetali, vitamine antiossidanti e rigeneranti, fosfolipidi, ceramidi vegetali e altri principi attivi nutrienti e idratanti.

CURIOSITÀ

Sapete cos'è la pelle asfittica? Si tratta di una pelle impura e secca allo stesso tempo, con accumuli di sebo e punti neri. Questo tipo di pelle apparirà grigia e spenta. La causa può essere l'utilizzo di prodotti troppo grassi per la cute o con un alto potere comedogenico (ovvero la capacità di ostruire i pori che porta alla comparsa di macchie e punti neri).

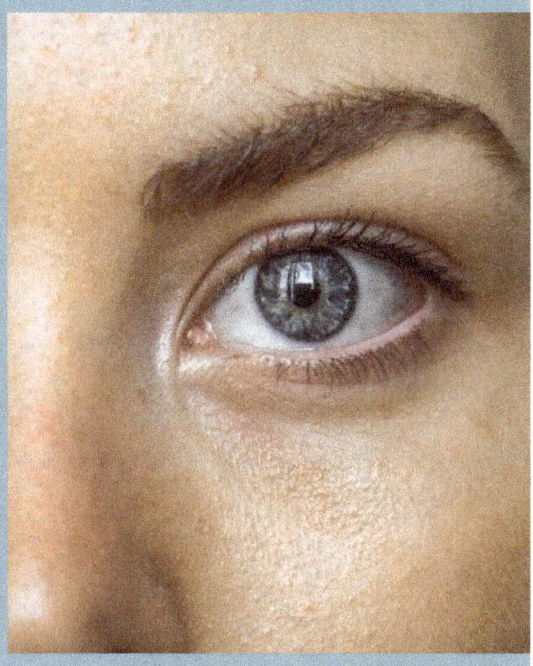

FALSI MITI

È credenza comune pensare che una pelle secca non possa avere punti neri, ma come abbiamo appena visto, non è assolutamente vero, anche la pelle secca può avere imperfezioni.

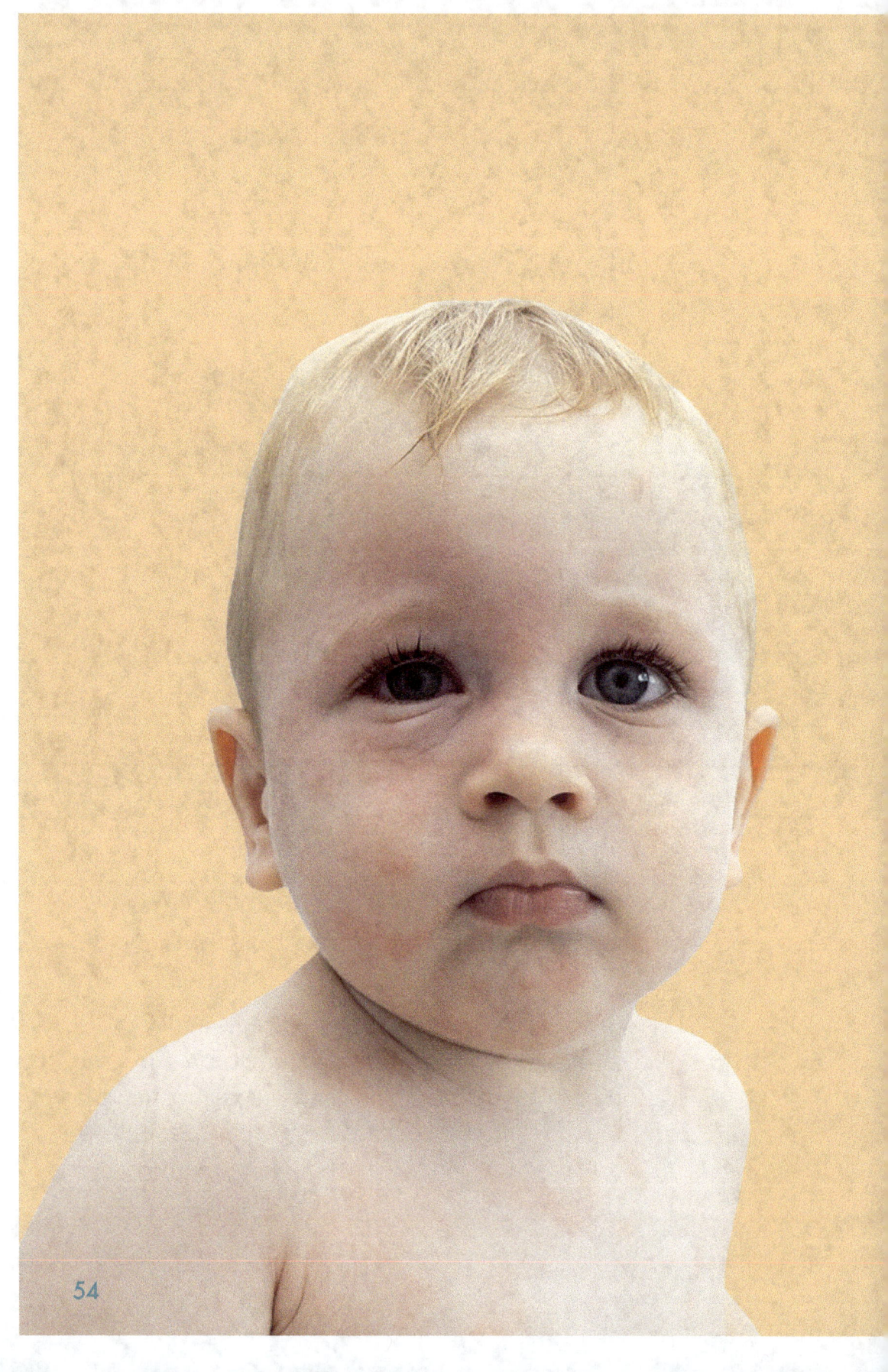

5 DERMATITE ATOPICA

A tutti in farmacia sarà capitato di trattare un bambino con dermatite atopica, una problematica cutanea molto comune soprattutto nei bimbi al di sotto dei due anni.
La dermatite atopica (DA), detta anche eczema, è una malattia infiammatoria cronica della pelle, si manifesta con lesioni eczematose acute e croniche che si sovrappongono in relazione alla fase della malattia. È caratterizzata da secchezza della pelle, dovuta ad un'alterazione della barriera cutanea, rossore e intenso prurito.
Interessa il 5-20% dei bambini e l'8% degli adulti, con notevoli effetti negativi sulla qualità della vita di chi ne soffre e delle loro famiglie. Generalmente l'esordio avviene nei primi due anni di vita, spesso nei primi mesi, comunque il 90% dei casi si sviluppa entro i primi cinque anni.

Nello specifico, la dermatite consiste in una reazione infiammatoria (immunitaria) della pelle che generalmente si manifesta in due fasi: la prima è quella cronica o di remissione, in cui la pelle è molto irritata, secca e screpolata (è necessario idratarla continuamente), la seconda fase acuta o infiammatoria è invece più dolorosa e necessita di trattamenti topici per il trattamento del prurito e dell'infiammazione. Il decorso tipico è cronico-recidivante, con periodi di miglioramento alternati a riacutizzazioni più o meno severe.

Nel lattante di età inferiore a un anno prevalgono lesioni acute come eritema, edema, vescicole, erosioni e croste. Sedi tipiche sono il volto e le superfici estensorie degli arti.

Nel bambino da 1 a 10 anni prevalgono invece lesioni subacute: croste e lichenificazione, che consiste in un ispessimento della pelle che diventa dura, secca e con un'accentuazione delle sue normali linee e rilievi. Le sedi tipiche sono le superfici flessorie degli arti, i polsi, il dorso delle mani e le palpebre.

Nell'adulto prevalgono lesioni croniche: ipercheratosi, lichenificazione, ragadi. Sedi tipiche sono il collo, le superfici flessorie degli arti, le regioni palmo-plantare, periorbitaria e periorale.

Alla base della dermatite atopica c'è una complessa correlazione di fattori ambientali, genetici e immunologici. Il difetto di barriera cutanea, che causa la perdita di acqua e la conseguente secchezza, favorisce l'ingresso di allergeni e la penetrazione di microrganismi in grado di peggiorare ulteriormente l'infiammazione.

Si genera una eccessiva risposta pruriginosa ai più vari stimoli, legata ad un aumento delle fibre nervose che veicolano la sensazione di prurito a causa di una esagerata risposta immunitaria agli stimoli più diversi, con rilascio di sostanze infiammatorie (le citochine), in grado di sostenere ed amplificare il prurito e i processi flogistici con rossore e iperreattività cutanea.

Di grande rilevanza sono i fattori genetici: se un genitore ha una manifestazione atopica, nel 60% dei casi potrà esserne affetto anche il figlio. I fattori più importanti a cui prestare attenzione sono il contatto della pelle con indumenti e sostanze irritanti, fattori allergici, infettivi (stafilococco aureus) ed emotivi (stress psicologici).

Inoltre, alla base del problema ci potrebbe essere una carenza del microbiota cutaneo che viene trasmesso dalla madre al bambino al momento del parto e al momento dell'allattamento. Ricordiamo che il microbiota cutaneo riduce la proliferazione di batteri patogeni scongiurando il rischio di infezioni. Importante sottolineare inoltre che le difese immunitarie nel neonato non sono molto sviluppate come quelle di un individuo adulto.

Non esistono farmaci che permettono di guarire definitivamente dalla malattia. Essi hanno lo scopo di ridurre o far scomparire i sintomi (prurito, chiazze di eczema) e diminuire il numero di peggioramenti durante l'an-

DERMATITE ATOPICA

no. Molto importante è la prevenzione dei fattori scatenanti ed aggravanti e il controllo della secchezza cutanea, attraverso una serie di misure di tipo igienico-ambientale.

Ogni terapia farmacologica deve essere gestita in collaborazione fra la famiglia e il medico specialista, perché ogni farmaco va scelto in base al quadro clinico e all'età del bambino, con la consapevolezza che nessuna singola terapia sia in grado da sola di risolvere totalmente e in modo duraturo la dermatite atopica e che possa, tra l'altro, essere associata a effetti collaterali. I farmaci utilizzati nei casi più gravi sono i corticosteroidi e gli antistaminici per via orale e topica.

La dermatite atopica, come abbiamo detto, può colpire anche le persone adulte. In questo caso, l'assunzione cronica delle lozioni cortisoniche può causare assottigliamento della cute nella zona interessata con vasodilatazione sottocutanea e ispessimento dei capillari. Inoltre, ci può essere il rischio di tachifilassi, ovvero la necessità di applicare dosi crescenti di farmaco per ottenere risultati.

Il consiglio del farmacista può allora essere fondamentale per coadiuvare la terapia farmacologica o addirittura evitarla per i soggetti meno gravi. Molto utile, in questi casi, trattare le zone infiammate con creme e unguenti ad azione emolliente, contenenti ittiolo solfonato naturale derivato dai sedimenti marini (poco foto-sensibilizzante rispetto al catrame minerale usato nelle lozioni allo 0,1-1%).

Nei cosmetici per bambini ritroviamo attivi naturali simil-cortisonici, come il Cardiospermum halicacabum, oppure attivi lenitivi come calendula, idrolati di camomilla, fiordaliso, achillea millefoglie, lavanda e tiglio e aloe vera.

Molto utile perfezionare l'alimentazione con cibi o integratori ricchi di vitamine e omega 3-6, ideali per favorire la riparazione cutanea e donare elasticità cutanea. In commercio troviamo spesso integratori arricchiti con vitamina D: è stata dimostrata una correlazione inversa tra questa e la comparsa di dermatite atopica. La vitamina D ha infatti un ruolo fondamentale nell'espressione della catelicidina sulla cute dei pazienti con dermatite atopica, che è una proteina prodotta dai cheratinociti presenti nell'epidermide ed è responsabile di una attività antimicrobica contro lo Stafilococco aureo. Molto importanti sono anche la vitamina A e la vitamina E per il loro effetto antiossidante. L'olio di borragine e il licopene, invece, sono attivi che favoriscono il trofismo e il buon mantenimento cutaneo.

DERMATITE ATOPICA NEL BAMBINO

DERMATITE ATOPICA NELL'ADULTO

ALTRI TIPI DI DERMATITE

Oltre alla dermatite atopica ci potranno capitare casi di dermatite di diversa natura, vediamo insieme le più comuni.

SCRUB

La dermatite da contatto è una reazione infiammatoria cutanea. In realtà sarebbe più corretto usare il plurale perché può essere di due tipi: la dermatite irritativa da contatto, o DIC, e la dermatite allergica da contatto, o DAC.

La dermatite irritativa da contatto è una tipologia di reazione infiammatoria che non coinvolge il sistema immunitario (a differenza della DAC), con reazione diversa in base al tipo di reagente irritante (tensioattivi aggressivi, sgrassanti per la pelle, acidi e basi, solventi o aggressioni ambientali quali freddo, vento, sbalzi di temperatura) e al grado di esposizione.

I soggetti che per motivi di lavoro sono a contatto con acqua e sostanze aggressive dovrebbero proteggere la loro pelle con prodotti chimici in grado di formare una pellicola protettiva sulla pelle, come i cosmetici ad effetto barriera, da utilizzare in abbinamento a prodotti idratanti e lenitivi.

La dermatite allergica da contatto, invece, come abbiamo detto, è una reazione infiammatoria della cute con coinvolgimento del sistema immunitario. L'intolleranza si sviluppa al momento del contatto con una certa sostanza, quando il corpo sviluppa una reazione di sensibilizzazione, detta fase di induzione, con attivazione del sistema immunitario e formazione delle cellule memoria. L'allergia vera e propria però si manifesta alla seconda occasione: avremo allora la fase di scatenamento al momento del secondo contatto con la sostanza allergizzante. Generalmente la reazione si sviluppa nella zona del contatto, ma nei casi più gravi può diventare sistemica.

La DAC si manifesta con edema, rossore, papule, desquamazioni e lesioni cutanee, reazioni molto simili alla DIC e pertanto difficili da distinguere. Per togliere ogni dubbio si può consultare la lista standard di allergeni elaborata dalla Società italiana di dermatologia allergologia professionale e ambientale (SIDAPA) oppure procedere con test allergologici.

Per trattare i sintomi della dermatite da contatto si può ricorrere a trattamenti specifici per lenire il prurito, l'arrossamento e lo stato infiammatorio della cute, oppure a cosmetici che ripristinano la barriera cutanea. I cosmetici con effetto barriera contengono sostanze insolubili in acqua, come l'ossido di zinco, il talco, il caolino o l'avena colloidale.

DERMATITE SEBORROICA

Si presenta, nella maggior parte dei casi, nei capelli, in casi meno frequenti nella zona delle ascelle e dei genitali, sul viso e dietro le orecchie, con formazione di zone molto arrossate, desquamate e pruriginose. Tra le cause abbiamo la presenza di un fungo del genere Malassezia.

DERMATITE ERPETIFORME DI DUHRING

È una manifestazione infiammatoria tipica di alcuni soggetti affetti da celiachia con comparsa di macchie rossastre sulla pelle con la presenza di vescicole che, scoppiando, possono generare prurito nella zona lombare, di gomiti e ginocchia.

DERMATITE DA STRESS

Si manifesta nei periodi di maggiore stress psico-fisico in cui il sistema immunitario è messo a dura prova per poi risolversi spontaneamente. È caratterizzata dalla presenza di macchie rosse sul volto, mani e piedi, accompagnata da senso di calore, bruciore e prurito. Oltre al trattamento localizzato è utile supportare le difese immunitarie con complessi vitaminici e fitoterapici, come echinacea, astragalo, uncaria, acerola e rosa canina, oltre che a integratori coadiuvanti il rilassamento muscolare come la valeriana, il luppolo, la passiflora e la camomilla.

DERMATITE PERIORALE

È caratterizzata dalla presenza di papule, pustole e vescicole nella zona periorale che si possono estendere su guance, mento e fronte, creando prurito. Può essere confusa con una forma acneica e potrebbe essere causata da fattori ormonali, da cosmetici o da prodotti per l'igiene orale troppo aggressivi.

DERMATITE DA SUDORE (DETTA ANCHE MILIARIA O SUDAMINA)

Provoca irritazione cutanea con formazione di macchie rossastre pruriginose causate da un'ostruzione dei dotti escretori delle ghiandole sudoripare le quali, non riuscendo a secernere il sudore all'esterno, lo riversano sotto la cute causando appunto la formazione di vescicole urticanti. Si manifesta nei periodi più caldi dell'anno e nelle aree del corpo con una maggiore concentrazione di ghiandole sudoripare come ascelle, zona lombare, addome, sotto al seno, nell'incavo delle ginocchia e delle braccia e nell'interno coscia.

In questi casi è molto importante fare attenzione ai prodotti che vengono applicati sulla cute. Fondamentale trattare le zone interessate con detergenti delicati, possibilmente per affinità (a pH acido come trattamento coadiuvante la terapia farmacologica antimicotica), non lavarsi con acqua troppo calda ed utilizzare quotidianamente cosmetici liporestitutivi utili a favorire la rigenerazione della cute. Quando necessario (come nel caso della sudamina), applicare impacchi con amido di riso in polvere ad azione lenitiva.

PSORIASI

La psoriasi non è propriamente una dermatite ma è giusto parlarne in questa sede perché molto spesso viene associata a questa categoria per somiglianza di manifestazioni, pur avendo delle differenze sostanziali.
Si tratta di un disordine dell'attività e della crescita dei cheratinociti, con andamento cronico e recidivante. Nelle aree cutanee interessate dalla psoriasi si formano delle placche rilevate di colore rosso acceso e rivestite da squame biancastre. Questo disturbo può comparire in qualsiasi età e interessare parti diverse del corpo, comprese le unghie. La prevalenza della psoriasi nella popolazione generale è stimata tra l'1 ed il 3%. In generale, un terzo dei pazienti sviluppa la prima manifestazione di psoriasi già in età infantile o adolescenziale.
Non esiste un'unica causa correlabile alla psoriasi, ma possono concorrere eventi diversi a scatenarla.

- **Traumi**. Gli incidenti stradali, gli interventi chirurgici debilitanti e altre situazioni simili possono causare la psoriasi. In questo caso non è chiaro se a scatenare la patologia sia il trauma fisico in sé o il trauma psichico ad esso associato.

- **Infezioni streptococciche**. Sono la causa dell'infezione di tipo guttata (una forma di psoriasi che causa piccole macchie di colore rosa a forma di goccia ricoperte di squame pruriginose su braccia, torace, addome e gambe), ma possono aggravare anche le altre forme di psoriasi.

- **Corticosteroidi sistemici.** A volte la psoriasi compare durante la somministrazione di farmaci corticosteroidi sistemici o può essere aggravata da questi ultimi.

- **Stress**. È considerato il fattore scatenante per eccellenza per la psoriasi, specialmente nei soggetti che tendono a somatizzare le emozioni a livello cutaneo (skin reactors).

- **Farmaci**. Alcuni medicinali come i betabloccanti, il litio, i sali d'oro, gli antimalarici di sintesi sono considerati quali induttori della psoriasi o esacerbanti della patologia.

A parte i fattori scatenanti, tuttavia, la psoriasi viene considerata come patologia genetica, derivante da fattori ereditari, anche se non sia molto chiaro. Per questa ragione non esiste una modalità di prevenzione vera e propria se non il consiglio di evitare stress e traumi, a maggior ragione se si hanno appunto casi in famiglia. Esiste una disciplina apposita che mette in correlazione psiche e pelle e che può essere d'aiuto a chi soffre di psoriasi e non solo, la psicodermatologia. Oltre alla psicoterapia può essere di aiuto la meditazione ma anche l'attività fisica e naturalmente tutto ciò che riduce i nostri livelli di reazione alle fonti di stress.

In generale, le sedi più interessate sono i gomiti, i capillizi, le ginocchia, la zona sacrale, e periombelicale.
I trattamenti farmacologici per uso sistemico prescritti dallo specialista sono: i retinoidi, il metotrexate, le ciclosporine, il mofetil micofenolato, il tacrolimus o i farmaci biologici. Per uso topico invece vengono utilizzati farmaci come l'antralina, i corticosteroidi, il calcipotriolo ed il tezarotene. In ogni caso bisogna fare attenzione al fai da te e alle autodiagnosi: la psoriasi viene diagnosticata dal medico o dallo specialista.
Oltre ai trattamenti specifici, possiamo migliorare lo stato della pelle con prodotti naturali come emollienti, esfolianti e riducenti. Questi ultimi sono da considerarsi il trattamento topico più corretto. Si tratta di principi attivi in grado di ridurre la placca. Fra questi, lo zolfo, l'acido salicilico, l'ittiolo solfonato e il catrame minerale ad azione disinfettante, antimicrobica e cheratoplastica.

CURIOSITÀ

Perché usare un cosmetico liporestitutivo e non una normale crema?
Un cosmetico liporestitutivo è prodotto ad azione emolliente per il trattamento della cute secca con alterazione della barriera cutanea. Quando la barriera cutanea è alterata diventa più permeabile nei confronti di microrganismi patogeni. La sua composizione lipofila integra i lipidi epidermici creando uno scudo protettivo verso gli agenti esterni. Esistono sul mercato emulsioni liporestitutive, composte da una fase idrofila ed una lipofila (ideali per una idratazione diretta e indiretta) arricchite con sostanze cerose come i cristalli liquidi, ceramidi oppure burri ed oli minerali o vegetali. Si tratta di solito di emulsioni A/O (lo si riconosce dalla scelta del tipo di emulsionante) in cui la fase continua è la fase grassa che non deve scendere al di sotto del 20%. Non sempre hanno una texture troppo grassa, anzi, massaggiando la crema sulla pelle, vengono liberate le goccioline idrofile che danno una sensazione di freschezza.
In alternativa, troviamo in commercio i lipogel (con sola fase lipofila), ottenuti dalla gelificazione di attivi oleosi e arricchiti da antiossidanti come il tocoferolo.

FALSI MITI

Non pochi temono che la dermatite atopica sia contagiosa. Falso! La dermatite atopica nello specifico non è assolutamente contagiosa, poiché è causata da una risposta immunitaria eccessiva e da un difetto su base genetica della barriera epidermica.

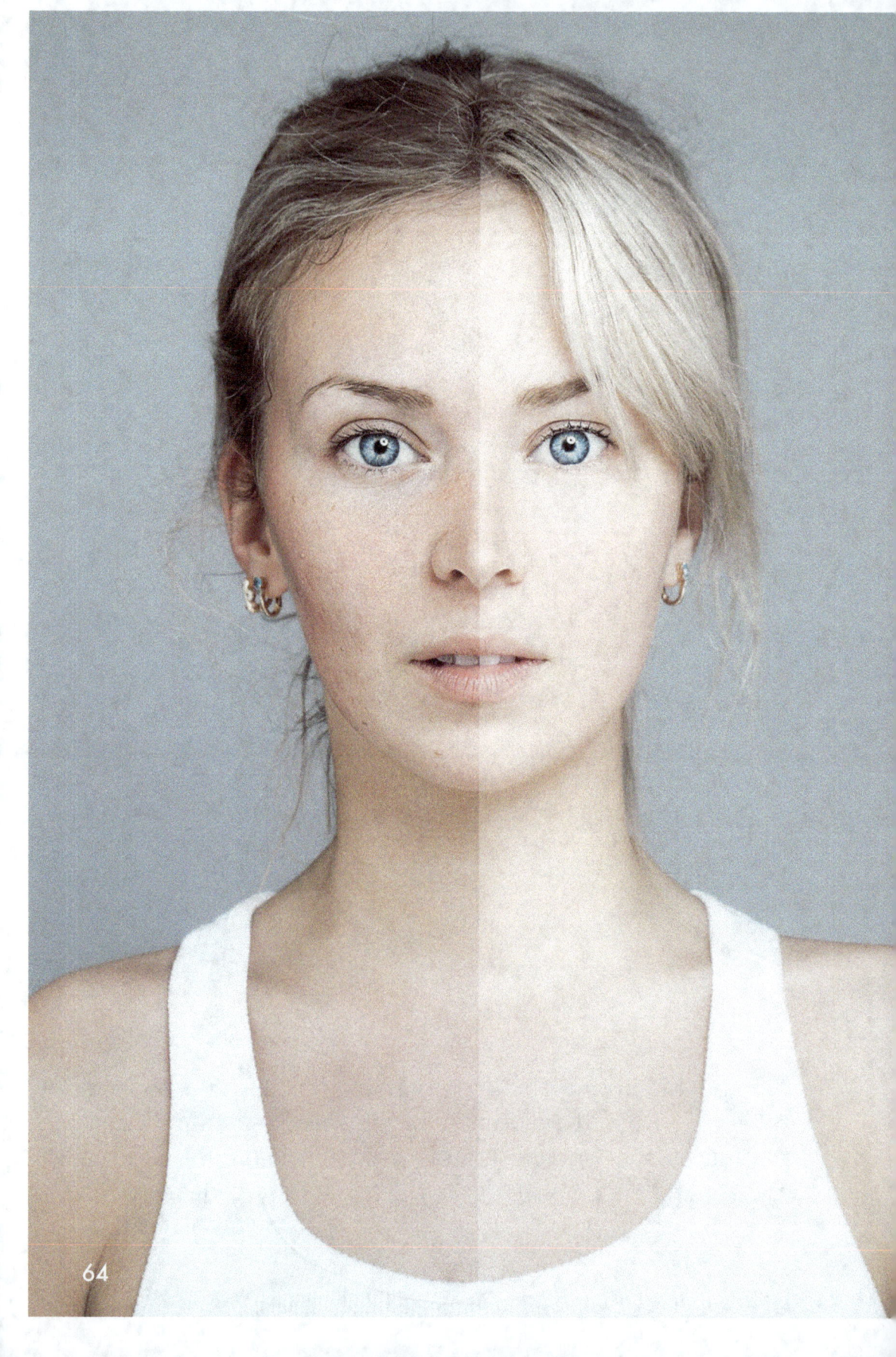

6 PELLE GRASSA A TENDENZA ACNEICA

Tra i prodotti per il viso più venduti in farmacia, subito dopo quelli antiaging, abbiamo i prodotti per il trattamento della pelle grassa e a tendenza acneica.

L'acne è una patologia che colpisce l'85% della popolazione adolescenziale con età compresa tra i 14 e i 20 anni. È caratterizzata da un processo infiammatorio del follicolo pilifero e della ghiandola sebacea annessa, chiamato comunemente brufolo. Le parti comunemente più colpite sono viso, spalle, dorso e regione pettorale del torace.

Quando la pelle è impura, con comedoni, il più delle volte la causa è il sebo, la miscela oleosa prodotta dalle ghiandole sebacee che, soprattutto negli adolescenti, può essere prodotta in eccesso, per effetto della più intensa stimolazione ormonale. La pelle impura viene per questo definita anche "seborroica": il sebo, mescolandosi alle cellule cornee dello strato superficiale della pelle, ostruisce i follicoli piliferi, cioè i minuscoli canali da cui sbucano i peli. Si forma così una sorta di tappo, il comedone, che può essere:

- aperto o punto nero (cioè quando il sebo è esposto all'aria)
- chiuso o punto bianco

Nel follicolo ostruito possono proliferare batteri come il Propionibacterium acnes, che contribuiscono ad infiammare i comedoni e causare i brufoli. Dunque l'acne è un'infiammazione dei follicoli, non un'infezione, quindi non è per nulla contagiosa nonostante la possibile proliferazione di batteri nell'area.

CAUSE DELL'ACNE

L'eccessiva produzione di sebo che favorisce l'acne può essere una condizione costituzionale oppure essere legata all'attività degli ormoni.
Gli ormoni che regolano il funzionamento delle ghiandole sebacee, in particolare gli androgeni, sono responsabili anche della ipercheratinizzazione, ovvero l'aumento delle cellule cornee che, insieme al sebo, ostruiscono i follicoli piliferi portando alla formazione dei comedoni. Per questa ragione l'acne compare in genere durante la pubertà, tuttavia è una patologia cutanea che interessa anche l'età adulta, soprattutto tra le donne (acne tardiva).
Le manifestazioni acneiche possono essere causate anche da reazioni di tipo allergiche a prodotti cosmetici non adeguati (acne cosmetica), da un'esposizione solare eccessiva (acne di Maiorca) oppure da una patologia della pelle definita rosacea. L'acne può evolvere in gradi di intensità diversi, da leggera a molto severa, e può essere fonte di grande disagio perché per lo più interessa il viso, la parte del nostro corpo più esposta allo sguardo degli altri.
Quando i comedoni sono in uno stadio iniziale lieve è importante iniziare a seguire una routine quotidiana con prodotti formulati per pelle a tendenza acneica.
Quando invece le infiammazioni sono profonde, estese e dolenti, è opportuno rivolgersi al dermatologo per un trattamento specifico, a volte anche di tipo farmacologico. I farmaci che vengono utilizzati comunemente per il trattamento dell'acne sono i retinoidi, il benzoylperoxide, l'acido azelaico e antimicrobici per uso topico. Nei casi più gravi il medico curante associa al trattamento topico una terapia per uso orale, come l'isotretinoina e gli antiandrogeni.

PELLE GRASSA A TENDENZA ACNEICA

I trattamenti farmacologici per l'acne possono avere effetti collaterali sulla cute come l'aumento della secchezza cutanea e la fotosensibilizzazione. È importante dunque suggerire al paziente un trattamento complementare per l'idratazione della cute. In particolare, emulsioni oil-free oppure con texture non troppo ricche. Nel momento in cui ci troviamo a gestire un paziente con una pelle a tendenza acneica o infiammata senza prescrizione medica dobbiamo sapere cosa fare. Dobbiamo saper distinguere una condizione "patologica" da una pelle impura per decidere se possiamo intervenire o meno. Nel momento in cui decidiamo di intervenire dobbiamo sapere cosa consigliare al paziente.

Quando consideriamo il protocollo giusto per trattare una pelle impura dobbiamo pensare a prodotti che vadano ad agire su più fronti:

- ridurre il fastidio percepito sulla pelle
- regolare la produzione di sebo e ridurre l'ossidazione cutanea
- aumentare l'idratazione cutanea
- laddove presenti, trattare gli esiti cicatriziali e le macchie cutanee post infiammatorie
- proteggere la pelle dalla eccessiva traspirazione

Partiamo come sempre dalla detersione: è importante consigliare un buon detergente delicato, possibilmente in gel oppure una mousse con azione rinfrescante e lenitiva. Per liberare i pori ostruiti e uniformare la grana della pelle è utile effettuare dei trattamenti esfolianti. Nel caso della pelle grassa è molto efficace effettuare peeling con acido salicilico ad azione cheratolitica oppure con acido mandelico ad azione purificante e anti-macchia per ridurre eventuali macchie post cicatriziali.

In questo caso, prima di procedere con il trattamento cosmetico vero e proprio, sarebbe opportuno utilizzare un tonico riequilibrante possibilmente arricchito con probiotici ("microbiota buono") per ripristinare un corretto pH cutaneo e combattere la proliferazione dei batteri cattivi.

Visto che la pelle grassa generalmente è una pelle disidratata ovvero povera di acqua e ricca di grassi, un siero idratante oil-free con un forte potere idratante è utile a restituire acqua alla pelle senza appesantirla.

Infine, un'emulsione leggera per proteggere la cute, evitare la traspirazione cutanea e favorire la sebo-regolazione è importante per completare il trattamento. Per i più volenterosi è molto utile effettuare impacchi con maschere purificanti tre volte a settimana per 15 minuti da risciacquare con abbondante acqua tiepida e l'ausilio di un dischetto struccante o una lavette.

Gli attivi ad azione lenitiva più utilizzati sono il bisabololo, la camomilla, la malva, l'achillea millefoglie, il tiglio, la melissa e l'ossido di zinco.

Fra i principali attivi ad azione purificante possiamo elencare la bardana, la be-

tulla, l'ortica, l'amamelide, l'argilla verde, il caolino e il carbone vegetale.
Come attivi idratanti andrebbero nominati l'aloe vera, l'acido ialuronico, i ceramidi, il glicerolo vegetale, l'urea e l'allantoina.
Gli attivi cheratolitici e schiarenti più noti sono la niacinamide, l'acido mandelico, l'acido salicilico, l'acido lattico e l'urea.
Fra i principali attivi antiossidanti vanno senz'altro detti la vitamina C e il tocoferolo.
Inoltre è importante ricordare al paziente di non esporsi eccessivamente al sole e ricordarsi di usare un filtro solare con una texture leggera e non comedogenica. Comprare filtri solari molto economici o non idonei rischia di compromettere l'efficacia del trattamento utilizzato. Non ne vale assolutamente la pena!
Essendo il trattamento per pelli impure o a tendenza acneica molto complesso, è utile lasciare un piccolo promemoria al paziente con le modalità di applicazione dei prodotti. Il consiglio del farmacista deve sempre essere completo per il benessere del paziente a 360 gradi.
Generalmente è utile consigliare, oltre ai trattamenti topici, anche integrazioni alimentari (dove necessario).
Nel caso della pelle impura, possiamo consigliare al paziente prodotti omeopatici come il Natrum muriaticum 9CH, efficace per il trattamento della pelle grassa e a tendenza acneica, cinque granuli una volta al giorno.
Il Selenium 5CH è utile per il trattamento dell'iper seborrea cutanea alle dosi di 5 granuli tre volte al giorno.

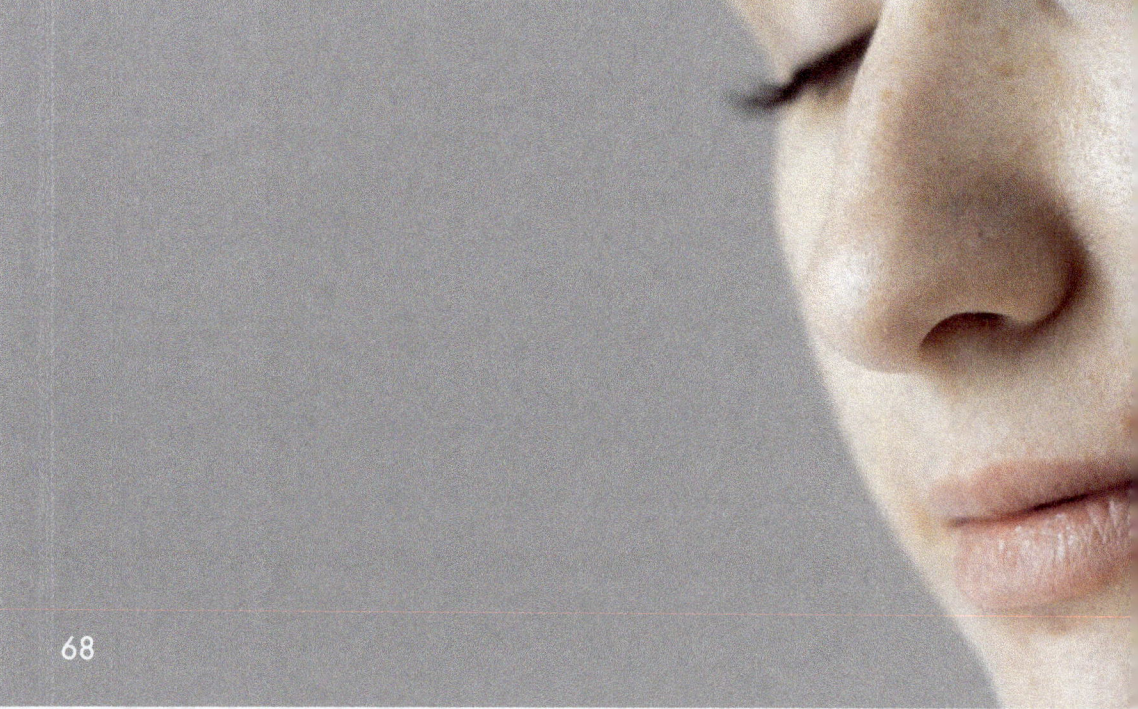

PELLE GRASSA A TENDENZA ACNEICA

L'Hepar sulphur 9CH è un antibiotico omeopatico che agisce molto bene sulla componente batterica causa di pustole. Il dosaggio è di 3 granuli due volte al giorno per trenta giorni.
Esistono anche complessi dermopurificanti per via orale sotto forma di capsule a base di bardana, vitamina A, C ed E.
Per completare il consiglio ed essere più professionali è opportuno indicare un corretto stile di vita da seguire come un'alimentazione bilanciata ricca di vitamine e povera di grassi. Avere cura della propria pelle detergendo il viso due volte al giorno evitando di toccare i brufoli con le mani sporche, cercare di ridurre lo stress ed evitare di fumare.
Consigliare un trattamento cosmetico così ampio può risultare difficoltoso, il mio suggerimento è quello di prendere in carico il paziente, avere un approccio professionale effettuando un check-up della pelle avvalendosi o meno dello dermoscopio e stilare un promemoria con i vari passaggi da seguire. Laddove percepiamo una resistenza (di tipo economico oppure per la complessità del trattamento) suggerisco di andare incontro alle necessità del paziente ed eseguire il trattamento in maniera graduale, inserendo un po' per volta i prodotti da utilizzare nella routine consigliata. In questo modo avremo l'opportunità di rivedere il paziente e di seguire il suo percorso dermo-cosmetico con più attenzione per poter valutare gli effetti del trattamento cosmetico suggerito.

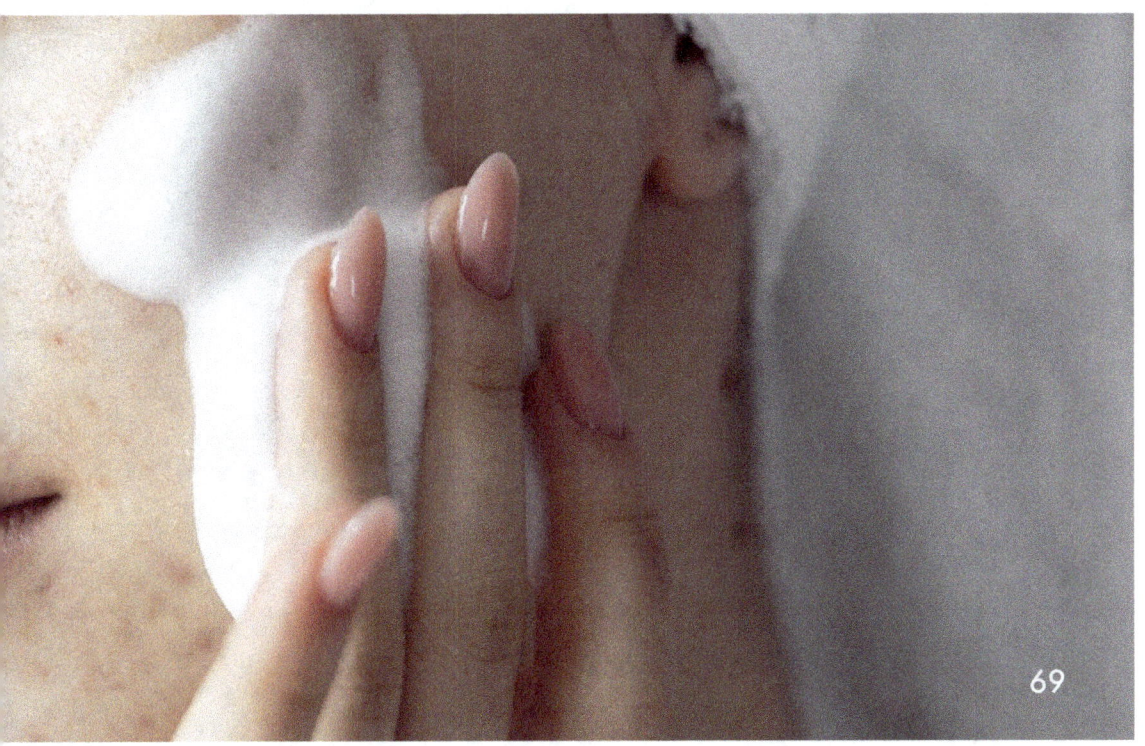

ZONA T E PELLE A COMPOSIZIONE MISTA

Quando parliamo della zona T ci riferiamo a fronte, naso e mento. Quest'area è di solito quella più colpita da brufoli o altre alterazioni della pelle. In ogni caso non si tratta di una patologia, ma semplicemente di una condizione della pelle troppo grassa o troppo secca, che si rende evidente quando la pelle del viso non risulta omogenea. Le cause della pelle alterata nella zona a T possono dipendere da fattori genetici, ormonali o l'utilizzo di cosmetici aggressivi che vanno ad alterare la secrezione delle ghiandole sebacee.

Ma come si tratta una pelle a composizione mista? È bene servirsi di detergenti bifasici per pulire a fondo la parte grassa senza lasciare residui oleosi sulla cute. L'esfoliazione anche in questo caso è importante per uniformare la grana della pelle. Laddove si presentassero delle imperfezioni, la pelle andrebbe trattata con prodotti normalizzanti completando il tutto con un'emulsione viso riequilibrante. L'industria della cosmesi ha creato un'infinità di rimedi per la rimozione dei punti neri dalla zona T come ad esempio i patch da applicare localmente, molto in voga, che sono dei cerotti che si legano alla parte grassa del sebo e una volta rimossi portano via i punti neri. Oppure le famose black mask peel off, che vanno strappate via come una seconda pelle. Sono rimedi efficaci ma bisogna sempre scegliere il prodotto giusto e con la giusta composizione, importante dunque imparare a leggere l'INCI, l'elenco degli ingredienti del prodotto cosmetico, una skill fondamentale per un bravo cosmetologo!

PORI DILATATI

Il termine poressia indica la presenza di pori dilatati sulla pelle. Si tratta di una dilatazione circolare della cute compresa tra 0,2 e 0,6 mm che rende il tono della pelle irregolare.
Questo inestetismo si presenta generalmente quando la pelle è mista o grassa e può dipendere da fattori endogeni ed esogeni quali:

- predisposizione genetica
- invecchiamento
- acne e seborrea
- esposizione cronica alla luce UV o agli xenobiotici comedogeni (inquinamento, alcol, farmaci e pesticidi)
- uso di cosmetici inadeguati e igiene insufficiente

PELLE GRASSA A TENDENZA ACNEICA

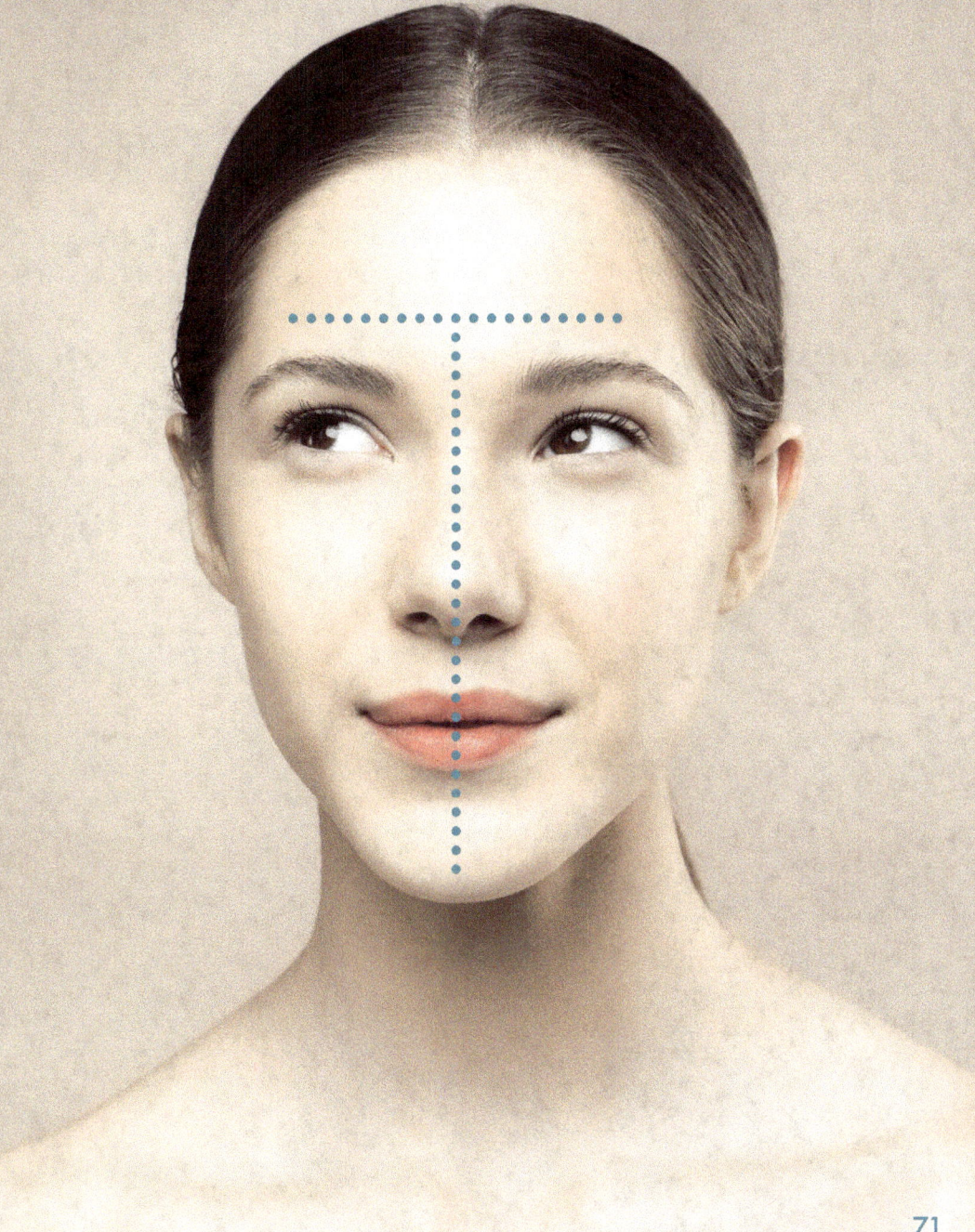

L'uso di un make-up troppo aggressivo può causare o esacerbare la formazione dei pori dilatati. Andare a coricarsi senza struccare il viso è una pratica sbagliata che può danneggiare a lungo termine la nostra pelle.
Per quanto riguarda la scelta del make-up è utile acquistare prodotti clinicamente testati, con texture non troppo occlusive e non comedogeniche, per rispettare l'equilibrio delle pelli più sensibili.
Una corretta igiene quotidiana priva di tensioattivi troppo aggressivi sarà utile per migliorare l'aspetto della pelle. Andremo a consigliare dunque trattamenti che agiranno sulla regolazione del sebo e sul miglioramento dell'idratazione cutanea.
L'acido salicilico è un attivo molto utilizzato nell'industria cosmetica per la preparazione di lozioni toniche astringenti e, come esfolianti chimici, anche il resveratrolo vanta buone proprietà astringenti.
I rimedi casalinghi a base di aceto e limone, invece, rischiano di alterare il naturale film idrolipidico rischiando di sensibilizzare eccessivamente la cute.

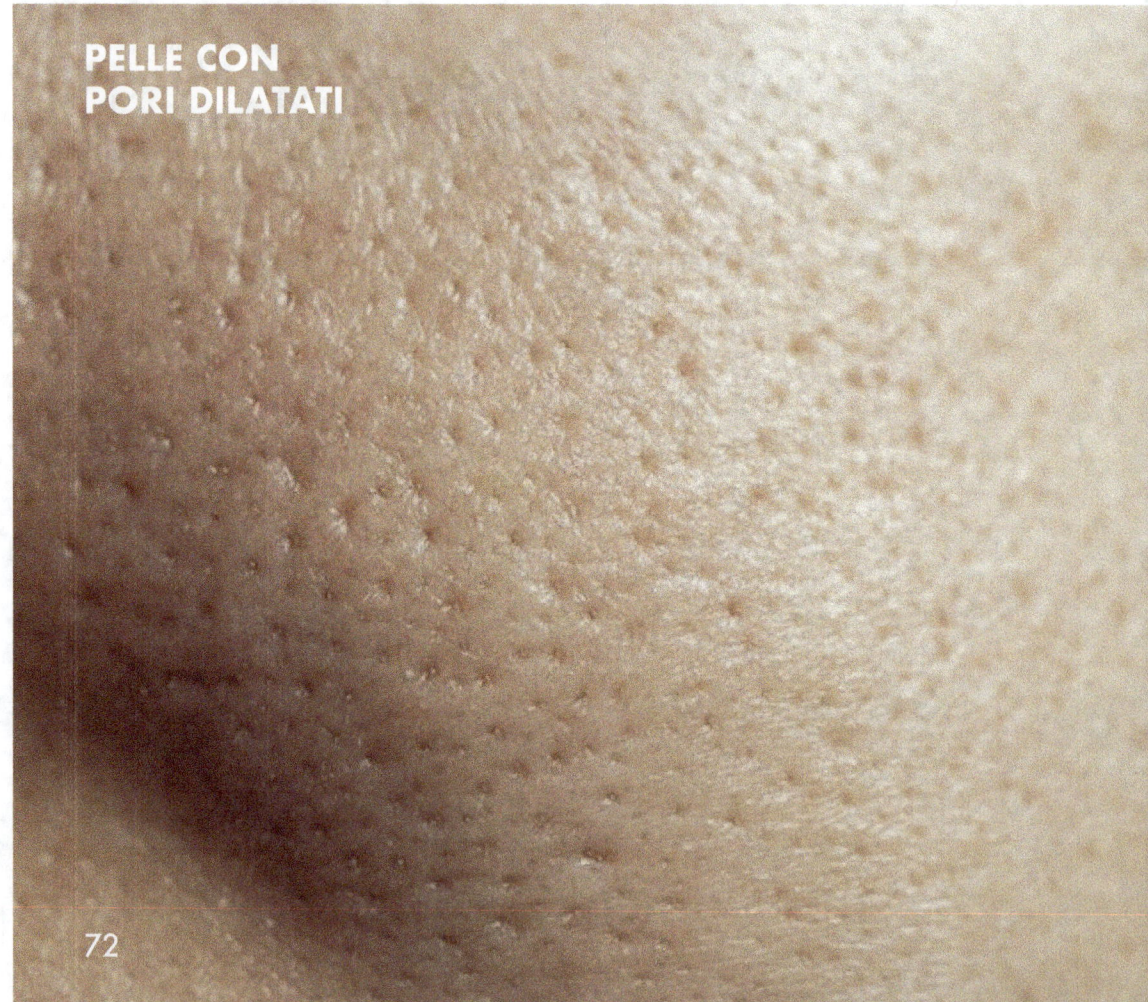

PELLE CON PORI DILATATI

CURIOSITÀ

Le spazzole soniche per la pulizia del viso fanno male alla pelle?
Personalmente prediligo sistemi per la pulizia del viso molto più delicati. L'applicazione scorretta di questo dispositivo può danneggiare la cute sensibilizzandola eccessivamente. Utilizzarlo sì, ma con moderazione.

FALSI MITI

Il dentifricio aiuta a curare i brufoli. Falso! Quante volte ci sarà capitato di trovare sul viso un antiestetico brufolo? Quando si parla di rimedi fai da te viene subito in mente il classico dentifricio. Il dentifricio ha solo una lieve azione essiccante ma è del tutto inefficace per la cura del brufolo (risultati peggiori si possono ottenere applicando il lievito di birra). Da evitare dunque rimedi casalinghi che possono esacerbare l'infiammazione. L'applicazione di rimedi a base di zolfo, un minerale ricco di proprietà antibatteriche, è solitamente molto più efficace ma, in presenza di infezione, è utile consultare il proprio medico.

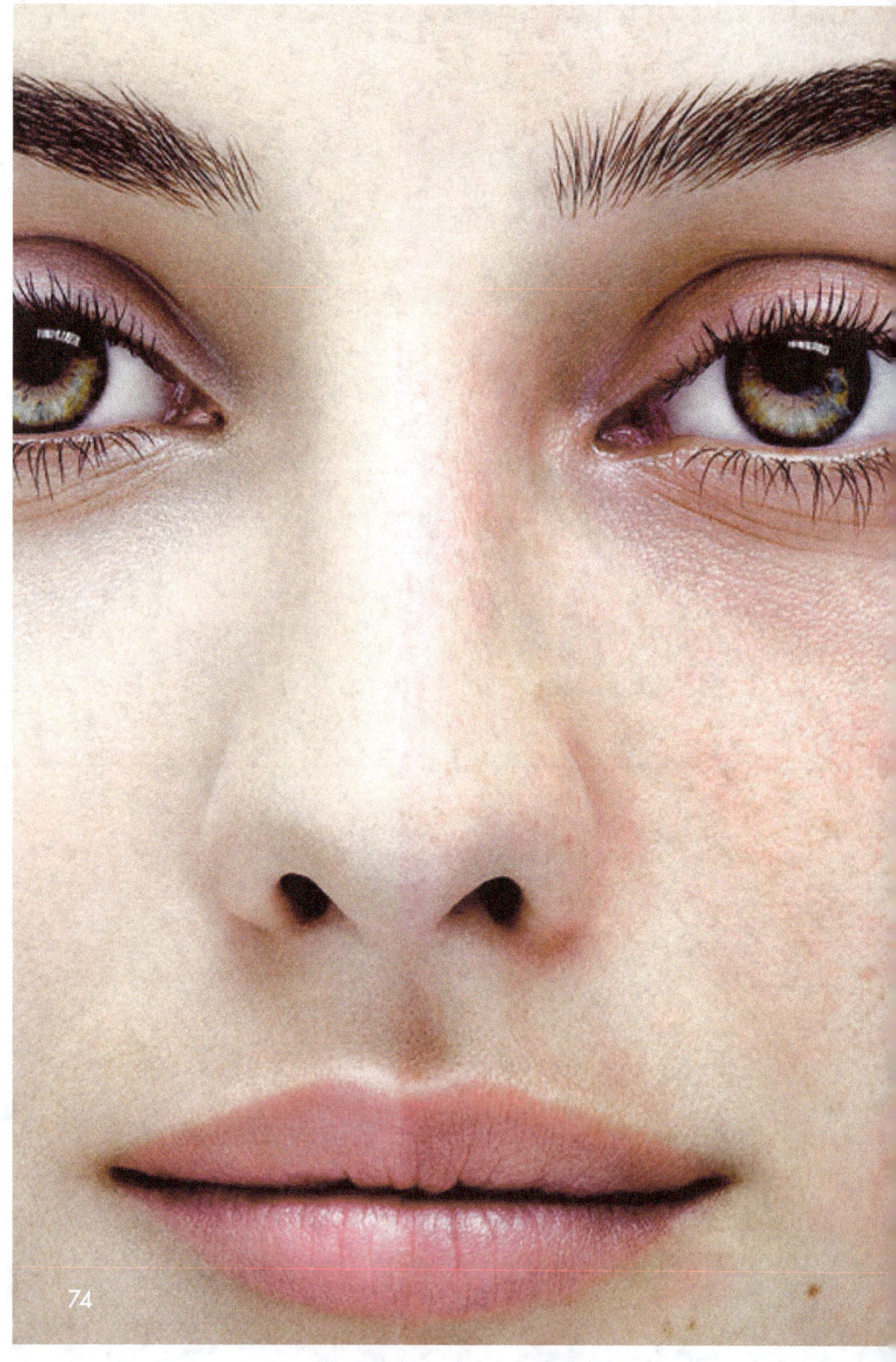

7 COUPEROSE

Couperose rimanda direttamente al latino cupri rosa, ovvero "rosa di rame", e indica una lesione cutanea che interessa per lo più il volto, dove si apprezzano chiazze rossastre conseguenti alla dilatazione dei capillari. Questo arrossamento, intenso e generalizzato, è causato proprio dall'anomala dilatazione dei piccoli vasi ematici, che vanno a costituire un reticolo reso più o meno evidente dal ristagno di sangue. La couperose in Italia è conosciuta più comunemente con il termine copparosa, per indicare un inestetismo cutaneo che si riscontra a livello delle guance, tra gli zigomi e le ali del naso, assumendo un particolare aspetto ad ali di farfalla.

La couperose non è riconosciuta tanto come un problema patologico, piuttosto come un disturbo cosmetico ed estetico.

INCIDENZA

Questo inestetismo si manifesta con un'incidenza maggiore nelle donne oltre i 30 anni di età, ma non rappresenta un problema esclusivamente femminile. Difatti, anche i maschi possono soffrire di questo disturbo, con un'incidenza del 20%. Inoltre, la couperose tende a manifestarsi maggiormente in quegli individui che di per sé possiedono una pelle sottile, sensibile e facilmente irritabile.

SINTOMI

Dal punto di vista diagnostico, la couperose viene riconosciuta come una lesione cutanea che si presenta con microteleangectasie diffuse (ovvero la dilatazione dei piccoli vasi sanguigni con lesioni vascolari), legate all'eccessiva porosità e fragilità dei capillari, che, non solo perdono elasticità, ma subiscono una dilatazione tale da dipingere il volto con macchie e venature rossastre localizzate a livello di guance, zigomi e ali del naso.
Un altro sintomo caratterizzante è rappresentato dalla sensazione di forte calore che si sprigiona nelle aree interessate dal disturbo. Tale calore risulta essere particolarmente intenso in caso di forti emozioni o sbalzi termici.

CARATTERISTICHE E COMPLICAZIONI DELLA COUPEROSE: LA ROSACEA

La couperose può essere considerata lo stadio finale di un'evoluzione di processi infiammatori, che da condizione transitoria si cementa in fenomeno cronico e stabile: infatti, se all'inizio l'eritrosi facciale (o arrossamento del volto) si manifesta solo saltuariamente per poi scomparire, col passare del tempo questa condizione tende a mostrarsi con una frequenza sempre maggiore. Così facendo, i capillari perdono elasticità e si dilatano permanentemente, diventando visibili, fino alla formazione di quel reticolo che è divenuto ormai simbolo e impronta digitale della couperose.
Inoltre, per quanto sia considerata come un disturbo prettamente estetico, la couperose non dev'essere sottovalutata, per il fatto che può evolvere in una manifestazione dermatologica più grave, nota con il termine rosacea (o acne rosacea), disturbo cronico che colpisce la cute, in particolare guance, fronte e naso, provocando papule, pustole e teleangectasie, in seguito all'infiammazione dei follicoli piliferi.

CAUSE E FATTORI DI RISCHIO PER LA COUPEROSE

Gli esperti non riescono a trovare una causa specifica che scateni l'inestetismo. La ricerca eziologica, infatti, spazia in ambiti molto vasti, essendo le cause molteplici e assai diverse tra loro.
Oltre alla predisposizione genetica allo sviluppo del disturbo, una possibile causa scatenante è rappresentata da disfunzioni ormonali: il livello di corticosteroidi nel sangue è tendenzialmente più alto nelle persone affette da couperose, tanto che il problema è spesso conseguente a terapie croniche con cortisonici.
Anche l'esposizione frequente e prolungata a variazioni climatiche, radiazioni solari, freddo, umidità e vento concorrono all'alterazione a livello del microcircolo sotto-epidermico: proprio per questo motivo la couperose potrebbe manifestarsi soprattutto tra contadini, cuochi o persone che comunque quotidianamente, spesso per lavoro, sono soggette a variazioni termiche consistenti.
Inoltre, sono diversi i fattori in grado di favorire o peggiorare le manifestazioni cliniche della couperose, fra questi ritroviamo:

- l'eccesso di alcol che, associato a disfunzioni intestinali ed epatiche, può aggravare l'alterazione a livello del microcircolo, a causa della liberazione ripetuta di sostanze tossiche
- i fattori emozionali, con conseguente liberazione di sostanze simili all'istamina, che possono evidenziare maggiormente la couperose, essendo dotate di azione vasodilatatrice
- alcune situazioni di carenza vitaminica, in particolare avitaminosi/ipovitaminosi di vitamina C e vitamina PP, che possono evidenziare il rossore dei capillari a livello del volto
- gli eccessi alimentari, gli alimenti eccitanti e il consumo sovrabbondante di spezie.

In linea di massima, il trattamento della couperose rimane prettamente di tipo estetico. Tuttavia, nei casi più gravi e nei casi in cui si assiste all'evoluzione in rosacea, il medico può decidere di prescrivere al paziente una terapia farmacologica, come pure consigliare il ricorso a trattamenti di medicina dermo-estetica.

TRATTAMENTI MEDICI E FARMACOLOGICI

Come accennato, laddove la causa ricada in problemi epatici, gastrici od endocrini e nei casi in cui la couperose si dovesse complicare in acne rosacea, non sarà più una questione di natura estetica, bensì diventerà di competenza medica. Il dermatologo potrà quindi consigliare al paziente la cura più adatta per trattare il problema. I medicinali che generalmente vengono prescritti dal medico curante per il trattamento della rosacea sono i farmaci antinfiammatori, pomate a base di retinoidi (isotretinoina), antibiotici (metronidazolo, tetraciclina, eritromicina, acido azelaico) e corticosteroidi (loteprendolo). Questi medicinali possono provocare effetti collaterali come sensazione di bruciore, arrossamento sulla pelle, desquamazione e secchezza.

TRATTAMENTI COSMETICI

Com'è noto, in base alla legislazione sanitaria italiana, i prodotti cosmetici utilizzati nel trattamento della couperose non possono agire direttamente sulla circolazione, perché, per definizione, un cosmetico non ha potenzialità terapeutiche. I cosmetici impiegati nel trattamento della couperose, pertanto, dovranno contenere ingredienti in grado di esercitare un'azione lenitiva e disarrossante. Per alleviare i tipici sintomi dati dalla couperose, un esperto dev'essere in grado di consigliare una crema adeguata alle esigenze del paziente. Considerando che l'inestetismo è caratterizzato da fragilità capillare e sensibilità, si dovranno considerare tutti i principi attivi che possono esercitare un'azione positiva a livello del microcircolo (dette capillarotrope), stimolandone la circolazione e calmando la flogosi locale.

La prevenzione è essenziale per evitare che la couperose cronicizzi ed evolva in rosacea. Per prima cosa, sarebbe buona regola adottare delle misure generali in ottica preventiva: l'adozione di uno stile di vita sano e regolare, un'alimentazione adeguata, povera di alcool e caffè possono essere di particolare aiuto nel prevenire l'insorgere delle microteleangectasie. Sono sconsigliati anche i cosmetici irritanti e aggressivi, che danneggiano la pelle, provocando sensibilizzazione.
La cute, inoltre, dovrebbe sempre essere protetta dalle radiazioni UV, dal freddo e dal calore eccessivo, poiché questi agenti atmosferici sono tutti in grado di provocare un grosso peggioramento nelle manifestazioni cliniche della couperose. Il consiglio del farmacista dunque dovrà essere mirato e completo.

COUPEROSE

Per quanto riguarda la routine di bellezza come sempre bisogna inquadrare il tipo di inestetismo da trattare e scegliere i cosmetici con gli attivi funzionali più idonei per il nostro caso.

Una routine di bellezza per il trattamento della couperose e delle pelli arrossate e fragilizzate dovrebbe contenere attivi con le seguenti funzioni:

1. azione normalizzante e lenitiva (per es. le acque termali ricche di minerali come il magnesio, potassio, silicio, rame, ferro e zinco)

2. sostanze lenitive (ad esempio il pantenolo, l'olio di jojoba, estratti vegetali di camomilla, aloe e malva)

3. sostanze eudermiche (es. la vitamina B6)

4. sostanze emollienti (es. dimeticone e paraffina)

5. sostanze umettanti (es. glicerina, mannitolo, xilitolo, ramnosio e fruttoligosaccaridi)

6. condizionanti cutanei per riparare la struttura cheratinica dell'epidermide (es. hydroxypropyl guar)

Come sempre un consiglio dermocosmetico completo partirà dalla detersione. Nel caso di una pelle sensibilizzata e con fragilità capillare non potremo utilizzare detergenti con tensioattivi troppo aggressivi e con un eccessivo potere schiumogeno. In questo caso sarà opportuno consigliare detergenti per affinità, ultra delicati e arricchiti con sostanze emollienti. Il latte detergente è un esempio di detersione idonea per pelli fragilizzate.

Subito dopo la detersione sarà necessario ripristinare il pH della cute con una lozione tonica ad azione lenitiva e riequilibrante. Il latte detergente infatti può lasciare un leggero residuo oleoso sulla pelle e lasciare i pori dilatati. Il tonico a pH leggermente acido andrà a restringere i pori dilatati, rimuovere le tracce di detergente e a riequilibrare la cute.

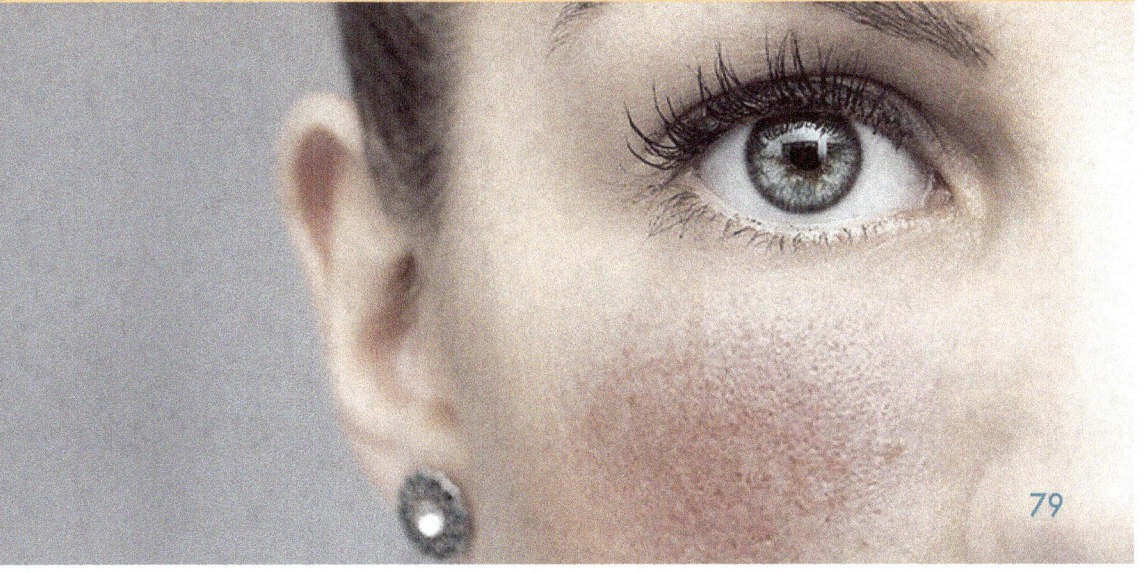

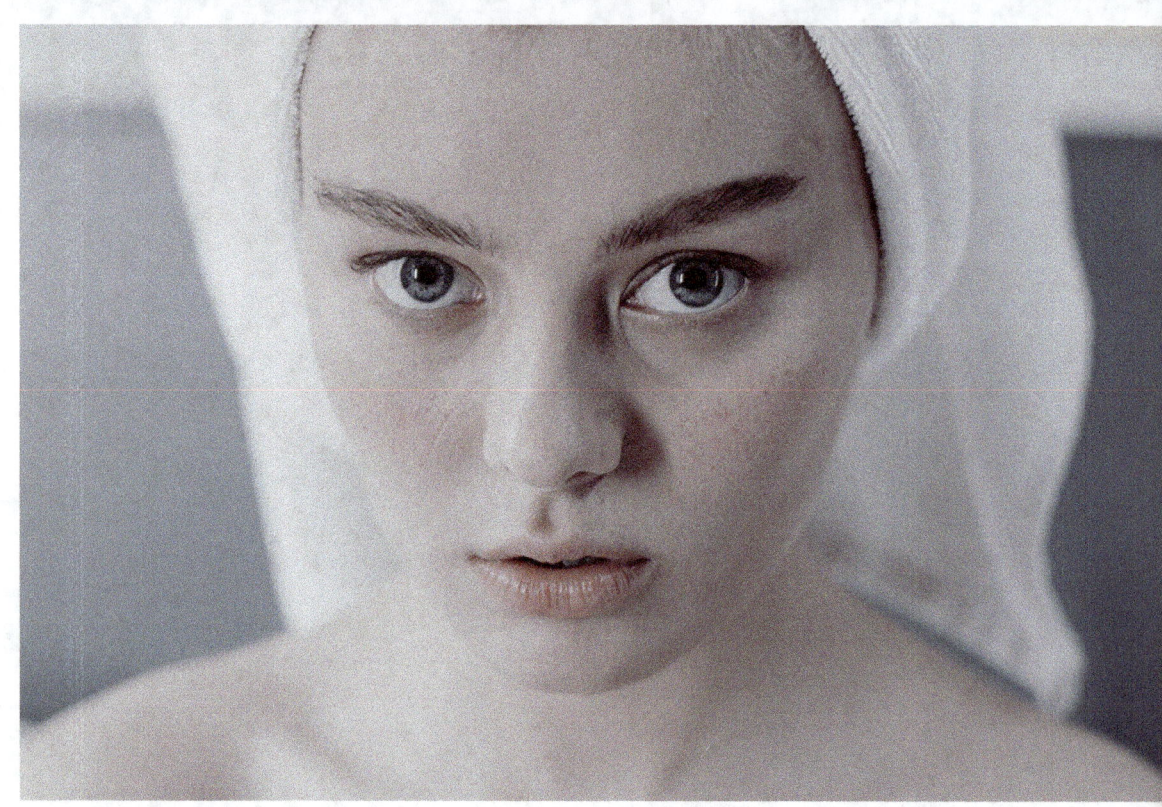

La scelta del siero è molto importante, infatti potremmo utilizzare prodotti arricchiti con sostanze antiossidanti e vasoprotettive come la vitamina C stabilizzata, la quale svolgerà una leggera azione protettiva dai raggi UV, un'azione antietà e schiarente sulle macchie cutanee. La tipologia di vitamina C da prediligere sarà una vitamina C stabilizzata poiché quella pura è altamente instabile e soggetta a disgregazione ossidativa. Le due forme di vitamina C più utilizzate nei cosmetici sono l'acido ascorbico (Ascorbic acid, in INCI), altamente solubile ma instabile, e l'Ascorbyl palmitate, ottenuto dalla reazione tra l'acido ascorbico con l'acido palmitico, una formulazione più lipofila e stabile. Molto utilizzate le formulazioni di acido ascorbico liposomiale per la penetrazione dell'attivo nello strato spinoso dell'epidermide. Il Sodium ascorbyl phosphate è una delle formule più stabili e versatili di vitamina C più idrosolubile utilizzabile dunque in sieri e cosmetici acquosi.

Infine, per completare la routine di bellezza, consiglieremo una buona emulsione a base di fitocomplessi come il mirtillo nero, rusco, centella asiatica, ippocastano e liquirizia che garantiscono un'azione drenante, schiarente e vaso protettiva.
L'utilizzo di esfolianti è sconsigliata, in quanto la pelle è assottigliata e fragilizzata, quindi non sarà necessario rimuovere le cellule dello strato corneo, anzi dovremo andare a proteggerle con emulsionanti a base di cristalli liquidi e ceramidi.
Molto utile l'integrazione per via orale con tinture madri, macerati glicerici, succhi e integratori a base di mirtillo nero, ippocastano e vite rossa ad azione vaso-tonica. Utile anche l'assunzione quotidiana di un grammo di vitamina C pro die.

CURIOSITÀ

È difficile immaginarlo, ma la nostra pelle è l'habitat di una vasta popolazione di microrganismi (funghi, batteri, acari e virus). Ogni centimetro quadrato è abitato da circa un milione di individui appartenenti a un centinaio di specie diverse: la nostra pelle non è soltanto "nostra". Questi ospiti che vivono con noi hanno un nome, sono il microbiota cutaneo. Non è dannoso, anzi protegge la nostra pelle rinforzandone le difese immunitarie della cute. Ogni persona ha un microbiota specifico che viene trasferito dalla madre al figlio al momento della nascita.

FALSI MITI

I prodotti naturali non causano allergia. Falso! Il polline non è stato creato in laboratorio eppure molti soggetti ne sono allergici. I prodotti naturali possono causare dermatite allergica, in particolare gli oli essenziali utilizzati come profumi possono provocare reazioni di sensibilizzazione. La cosa importante è scegliere sempre prodotti di qualità e leggere sempre l'etichetta.

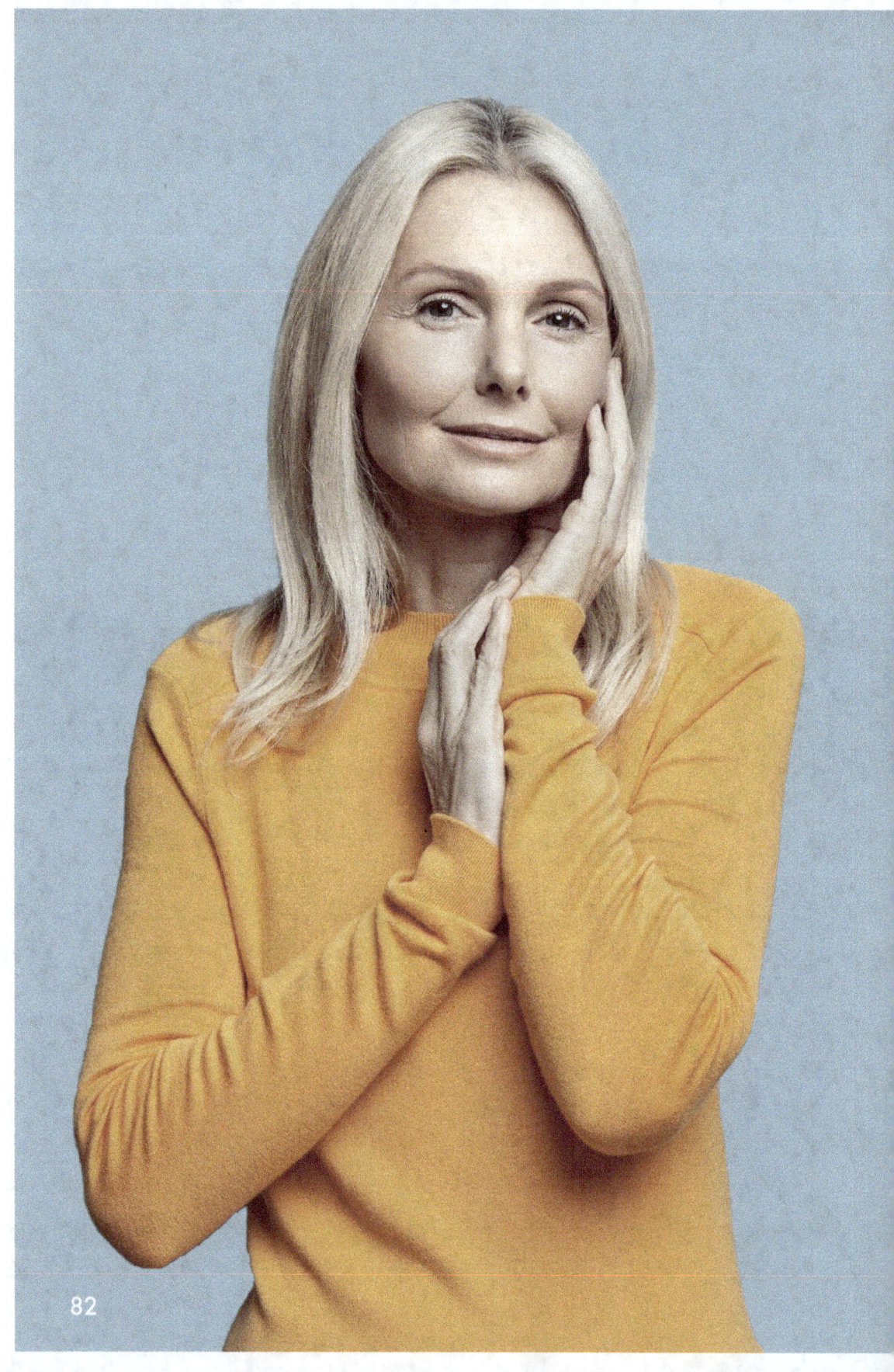

8 INVECCHIAMENTO CUTANEO

Per quanto difficile da accettare, invecchiare è fisiologico. Riguarda tutti gli esseri viventi che, anno dopo anno, si trovano a fare i conti non solo con il tempo che passa sulla carta d'identità ma anche sulla propria pelle.
Già dai 25 anni la cute inizia a mostrare i primi segni dello scorrere del tempo, piccoli segnali impercettibili di un corpo che sta cambiando. Ma in cosa consiste l'invecchiamento? Ebbene, l'invecchiamento è un processo che non si può bloccare, tuttavia si può rallentare, intervenendo dove possibile sui fattori che ne sono responsabili.
I segni della pelle che invecchia si manifestano in maniera ed età differente da soggetto a soggetto attraverso la formazione delle rughe di espressione, rughe profonde, macchie cutanee, assottigliamento della pelle e perdita del tono dell'ovale.

DUE TIPI DI INVECCHIAMENTO

Tutti i tessuti del nostro corpo vanno incontro al processo d'invecchiamento che determina modificazioni sia a livello strutturale morfologico sia funzionale. Fortunatamente, si tratta di un processo estremamente graduale, che dà all'uomo la capacità di abituarsi alle mutazioni del proprio aspetto fisico.
In questo processo possiamo distinguere un invecchiamento biologico fisiologico definito anche crono-aging da un invecchiamento estrinseco o ambientale chiamato foto-aging.

Il primo non è altro che il normale processo di invecchiamento che si attua con il passare degli anni. L'avanzare dell'età, comporta modificazioni a tutte le componenti dell'apparato tegumentario. A determinarlo è il minore potere rigenerativo dei tessuti. L'epidermide riduce la capacità proliferativa a livello delle cellule basali e il conseguente e progressivo assottigliamento dell'epidermide determina un calo della sua efficacia protettiva.
Sempre a livello cutaneo, si dimezza il numero delle cellule di Langherans, particolarmente importanti perché appartenenti al sistema immunitario. Inoltre, diminuisce fino al 75% la sintesi cutanea di vitamina D, con conseguente calo della forza muscolare e progressiva demineralizzazione ossea. I melanociti riducono la loro attività aumentando la suscettibilità agli effetti delle radiazioni solari. Nella pelle matura si possono formare degli aggregati di melanociti molto attivi, con conseguente comparsa di lentigo solari (macchie cutanee nelle zone esposte ai raggi UV) e aumento del rischio di melanomi. Inoltre, nell'anziano diminuiscono anche le difese antiossidanti e la capacità di riparazione del Dna.

L'interfaccia tra epidermide e derma, che normalmente ha un andamento ondulato per la presenza di papille dermiche, tende ad appiattirsi. Di conseguenza, si ha un minore supporto da parte del derma nei confronti dello strato epidermico sovrastante.
Anche il numero e l'attività dei fibroblasti, cellule del derma deputate alla produzione di collagene, si riduce progressivamente. Per questo motivo il derma si assottiglia, la pelle diventa meno turgida e compaiono le rughe. La pelle perde la capacità di auto-ripararsi con un aumento della suscettibilità non solo ai tumori cutanei, ma anche alle infezioni. Si riduce inoltre l'attività delle ghiandole cutanee e, a causa della ridotta produzione di sebo, la pelle è più secca, meno protetta e si desquama con maggiore facilità. Nell'anziano si ha anche una ridotta secrezione delle ghiandole apocrine, con alterazione dell'odore della pelle. Quest'ultimo punto, associato a una

INVECCHIAMENTO CUTANEO

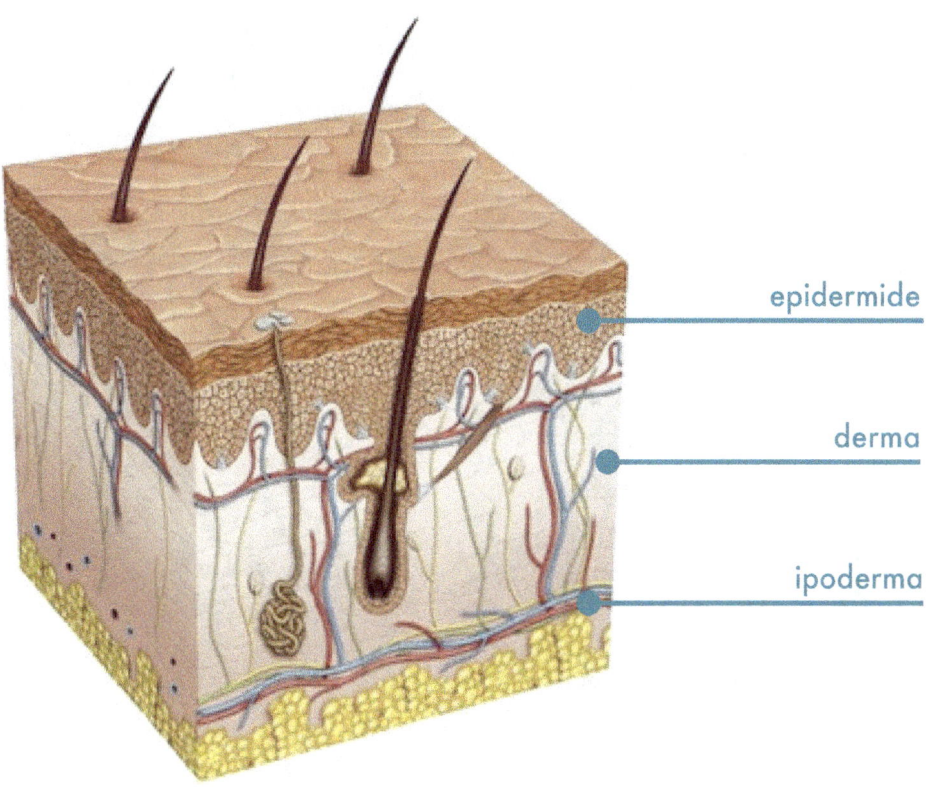

- epidermide
- derma
- ipoderma

diminuzione del flusso sanguigno nel derma, provoca una minore capacità di disperdere il calore in eccesso. Anche per questo motivo gli anziani si difendono meno efficacemente dal caldo.

Ancora, lo spessore dell'ipoderma diminuisce, marcando le rughe e aumentando la sensibilità della pelle ai traumi meccanici. I capelli e i peli crescono più lentamente, stesso discorso per le unghie. I capelli sono più radi, aridi, fragili e bianchi, perché i melanociti si esauriscono più rapidamente sul cuoio capelluto che non sul resto del viso. I peli risultano distribuiti diversamente: più radi nelle altre zone e più fitti sul mento, sulle guance e sul labbro superiore per le donne, su sopracciglia, naso e orecchie per l'uomo. Le unghie sono più fragili e deboli nelle mani e più ispessite nei piedi, in genere con crescita rallentata.

A questo, come abbiamo detto, si sovrappone un altro tipo di invecchiamento, quello chiamato foto-aging, dovuto a sostanze esterne che contribuiscono a favorire il processo. Tra questi fattori esterni un ruolo di particolare importanza viene svolto dall'esposizione non controllata e non protetta del sole. Altri fattori esterni che contribuiscono sono l'esposizione a sostanze inquinanti, abitudini personali scorrette, fumo, alcool e infine un regime alimentare non corretto e poco equilibrato.

Questo tipo di invecchiamento si manifesta con un'atrofia dell'epidermide e degli annessi cutanei, si ispessisce poi lo strato corneo, la cute si ricopre di piccole e fini rughe, perde tono ed elasticità, la colorazione si fa giallognola e possono comparire numerose alterazioni. Vediamo i più comuni.

ELASTOSI
Trama cutanea grossolana, rugosa, giallastra, la pelle appare cedevole ed è percorsa da solchi e rughe profonde.

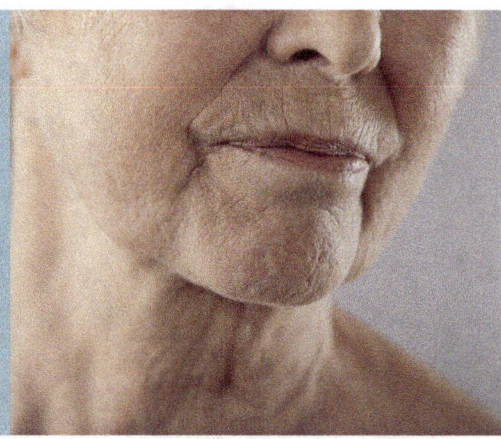

TELEANGECTASIE
Ingrossamenti dei vasi sanguigni

ANGIOMI SENILI
Dovuti a dilatazioni capillari della papilla dermica, di colore rosso vivo, che talvolta si risolvono spontaneamente.

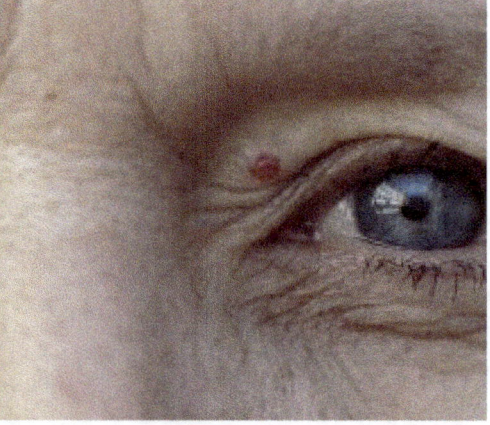

INVECCHIAMENTO CUTANEO

La somma dell'invecchiamento endogeno e quello esogeno danno origine, con il passare del tempo, a modificazioni strutturali dei nostri apparati e anche alla progressiva perdita della loro funzionalità.

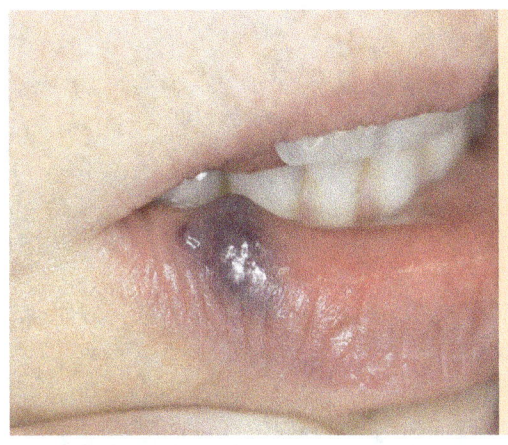

LAGHI VENOSI
Simili agli angiomi senili, si localizzano sulle labbra, lievemente rilevati, di consistenza molle.

LENTIGO SENILI
Lesioni iperpigmentate, di piccole dimensioni, frequenti dopo i 40-50 anni di età, specie nelle zone scoperte. Sono dovute a un eccesso di melanina.

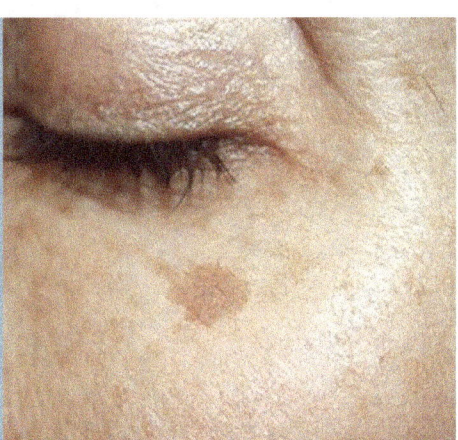

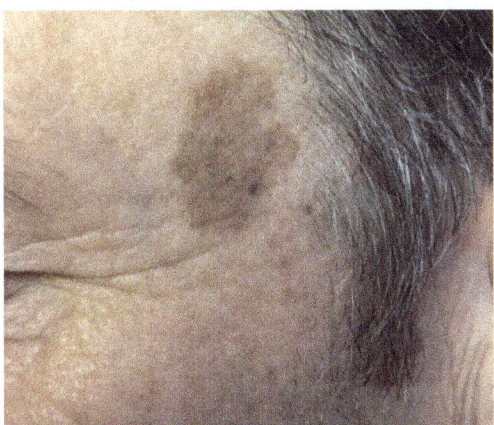

CHERATOSI SEBORROICHE
Nascono come piccole lesioni appena rilevate, specie nelle zone seborroiche del volto, del petto e del dorso, e col tempo tendono ad aumentare di dimensioni e di numero.

TEORIE DELL'INVECCHIAMENTO

Per spiegare il processo d'invecchiamento i biologi hanno proposto varie teorie:

- **Teoria dell'invecchiamento programmato**
- **Teoria dell'errore casuale**
- **Teoria dei radicali liberi**

TEORIA DELL'INVECCHIAMENTO PROGRAMMATO

Secondo questa teoria, l'invecchiamento è qualcosa di insito nel nostro percorso della vita, addirittura qualcosa di pianificato, previsto dalla nascita, un po' come l'obsolescenza programmata dei nostri elettrodomestici, che dopo qualche anno cominciano a dare dei piccoli problemi fino a rompersi definitivamente perché così è stato previsto già al momento della loro produzione. Potrebbe essere dovuto a vari fattori:

- presenza di alcuni geni all'interno del nostro organismo i quali si attivano ad un certo punto della nostra vita (generalmente dopo i 30 anni di età), dando inizio al processo d'invecchiamento;
- secrezione di alcuni ormoni che vanno a controllare la velocità del processo d'invecchiamento (quando l'attività di questi ormoni tende a diminuire ha inizio il processo d'invecchiamento);
- progressiva perdita di funzionalità del sistema immunitario, quindi una maggiore predisposizione ai danni a carico dei vari apparati del nostro organismo.

TEORIA DELL'INVECCHIAMENTO CASUALE

Meno fatalista è la teoria dell'errore casuale. Secondo questa teoria il processo di invecchiamento potrebbe essere dovuto a degli errori che si verificano nel corso degli anni durante il processo di sintesi proteica. Questi errori, portano un accumulo all'interno del nostro organismo di proteine alterate, queste ultime provocano un'alterazione dei processi metabolici e quindi una progressiva perdita di funzionalità delle nostre cellule, facilitando così l'attivazione del processo.

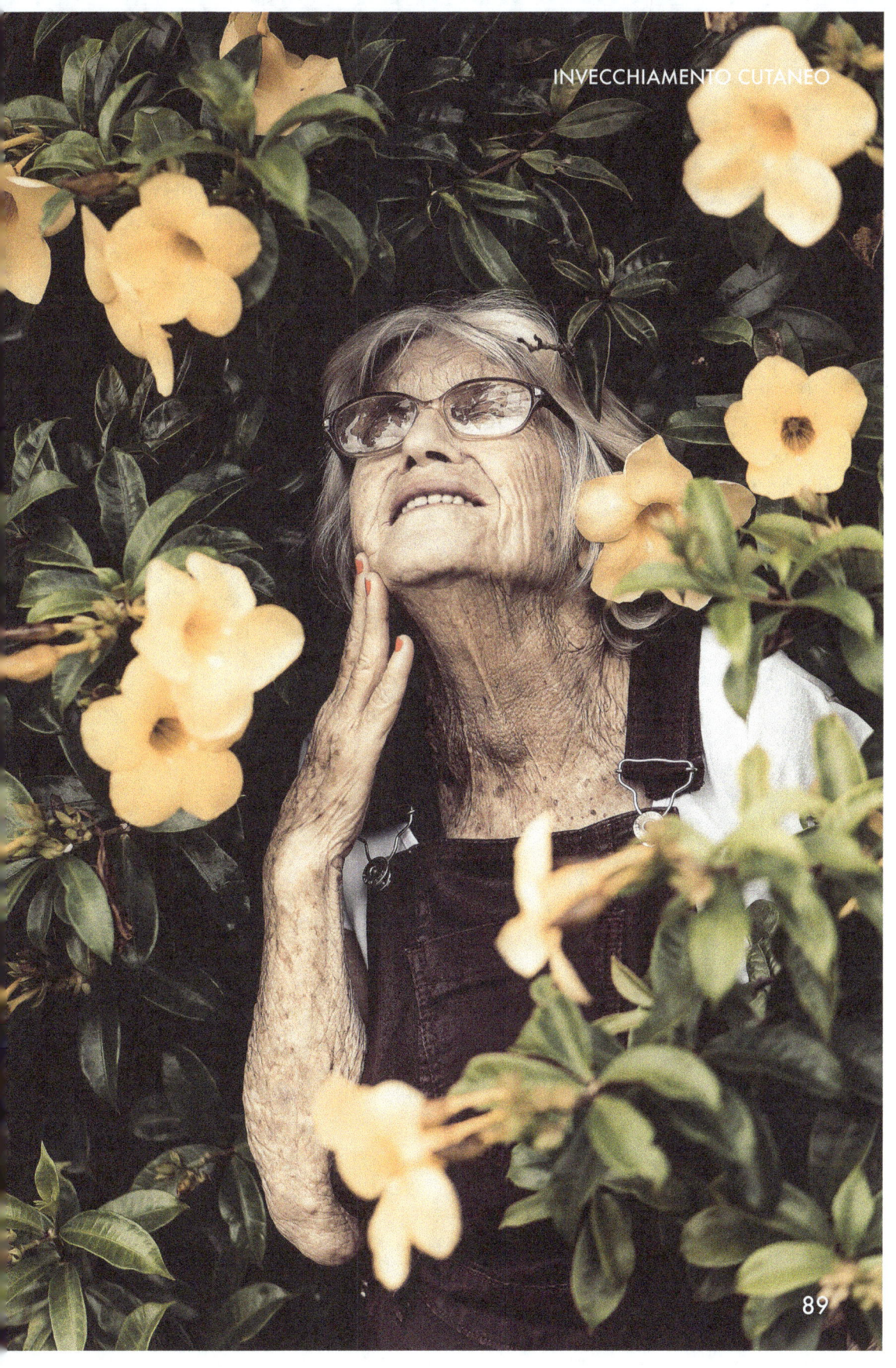

INVECCHIAMENTO CUTANEO

TEORIA DEI RADICALI LIBERI

Secondo questa teoria il processo d'invecchiamento, soprattutto quello cellulare, sarebbe da attribuire all'accumulo all'interno del nostro organismo dei radicali liberi, i quali si verrebbero a formare all'interno del nostro organismo sia naturalmente nel corso dei normali processi del metabolismo sia in relazione a fattori esterni. Quindi si può invecchiare, ad esempio, quando l'ossigeno viene trasformato in acqua oppure attraverso l'introduzione di alimenti e nella loro trasformazione in energia da parte del nostro apparato digerente, come pure a causa dell'esposizione ai raggi solari senza protezione, a causa del fumo, alcool, diete non equilibrate (ipercaloriche o ipocaloriche), esposizione a sostanze inquinanti, stress psico-fisico.

I radicali liberi sono ritenuti i responsabili dell'invecchiamento cellulare in quanto sono i primi responsabili del processo di stress-ossidativo a cui sono soggette le nostre cellule. I radicali liberi sono atomi o gruppi di atomi instabili perché in corrispondenza del livello energetico esterno non sono completi dal punto di vista elettronico, in quanto possiedono un elettrone spaiato. La loro instabilità fa sì che all'interno del nostro organismo i radicali liberi vadano alla ricerca della stabilità attaccando le molecole fondamentali delle nostre cellule, che sono glucidi, lipidi, proteine che compongono le membrane cellulari e addirittura gli acidi nucleici DNA ed RNA.

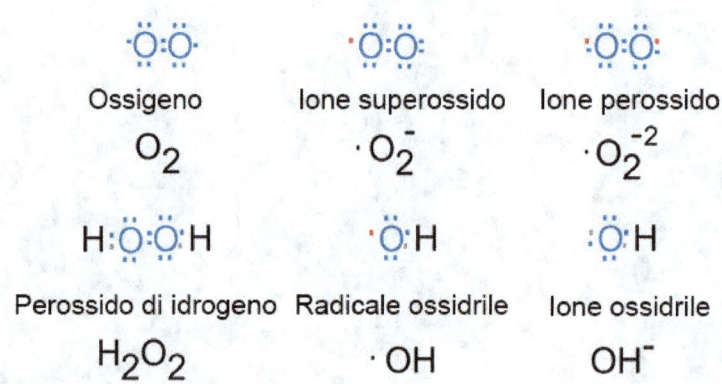

Specie reattive all'ossigeno. Il perossido di idrogeno non ha elettroni spaiati ma è lo stesso molto reattivo

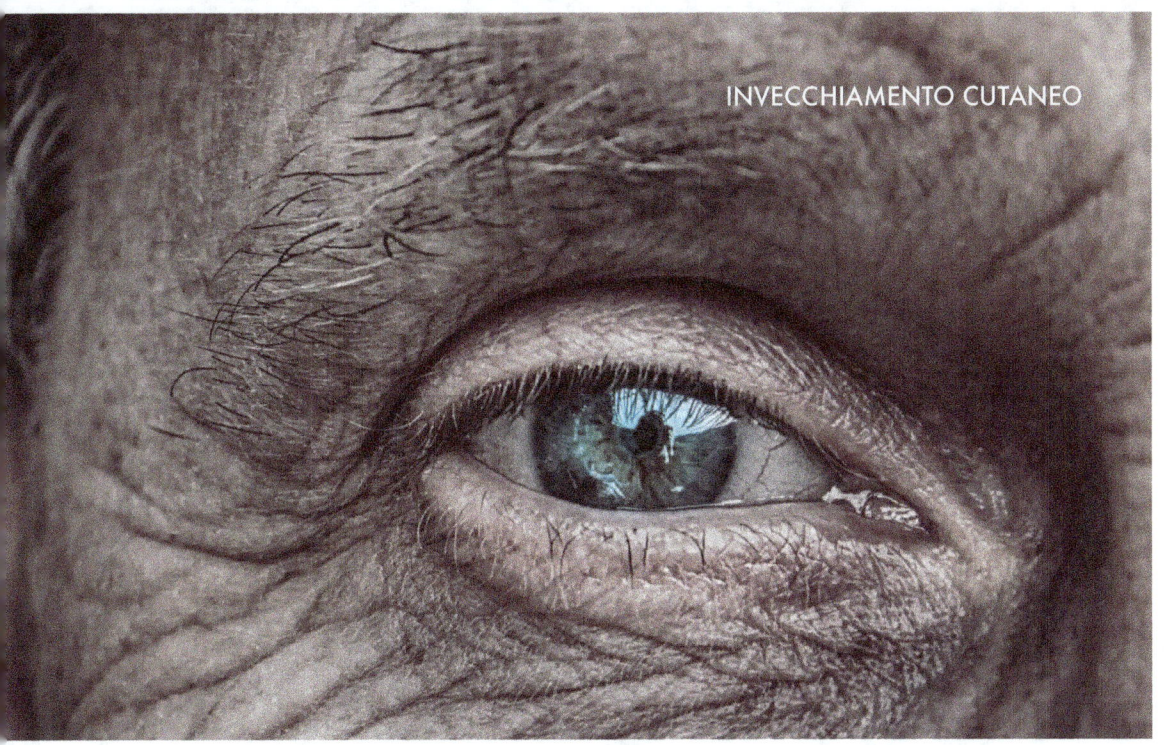

INVECCHIAMENTO CUTANEO

In seguito a questo attacco, il radicale libero diventa stabile, ma la molecola che è stata attaccata diventa instabile e quindi si trasforma a sua volta in radicale libero. Si viene quindi ad innescare un processo chiamato stress ossidativo che, con il passare del tempo, determina l'invecchiamento cellulare. Nello specifico, le principali modificazioni che i radicali liberi possono causare sono:

- alterazioni del collagene, dell'elastina e rottura dei mucopolisaccaridi e glicopolisaccaridi;
- alterazioni dei mitocondri con diminuzione delle riserve energetiche cellulari;
- alterazioni dei lisosomi, sacchi membranosi pieni di enzimi che rimangono inerti, ma che divengono devastanti quando si liberano ad opera dei radicali liberi;
- formazione di fibrosi arteriolo-capillare;
- modificazioni delle membrane cellulari per perossidazione dei lipidi (inizialmente i radicali liberi deformano la membrana, poi creano vere e proprie fessurazioni che ne compromettono la funzionalità);
- rottura del DNA cellulare e alterazioni cromosomiche;
- alterazioni a livello delle proteine;
- variazioni del colorito con comparsa di efelidi, rossori e couperose;
- perdita di elasticità cutanea, con formazione di rughe ed elastosi irreversibile;
- insorgenza di precancerosi cutanee.

LE SOLUZIONI DERMOCOSMETICHE CONTRO L'INVECCHIAMENTO DELLA PELLE

In che modo è possibile rallentare questo processo inesorabile? La ricerca scientifica sta lavorando da anni per trovare il segreto dell'eterna giovinezza. Purtroppo siamo ancora lontani dalla risposta ma gli studi condotti dai più grandi laboratori di ricerca supportati dall'industria cosmetica hanno fatto passi da gigante nel settore della cosmesi per intervenire quotidianamente sugli effetti inesorabili dello scorrere del tempo.

Un buon trattamento antirughe deve agire su tutti quei fattori che causano o favoriscono la formazione delle rughe. Il mercato offre un'ampia varietà di trattamenti finalizzati alla cura di pelli più o meno mature. A seconda dello scopo di utilizzo le formulazioni cosmetiche possono contenere uno o più ingredienti attivi:

- sostanze idratanti
- sostanze antiossidanti
- sostanze ridensificanti
- sostanze nutrienti
- sostanze stimolanti il microcircolo
- sostanze esfolianti
- sostanze che decontraggono i muscoli mimici
- sostanze schiarenti

Ogni crema o siero antirughe viene formulato con combinazioni diverse degli attivi elencati a seconda dell'esigenza da trattare. Avremo, per esempio, creme che contrasteranno la formazione delle rughe, creme che agiranno sulle rughe già esistenti e creme che agiranno su inestetismi della pelle correlate all'invecchiamento (per esempio sulla formazione delle macchie cutanee). Ma come agiscono queste sostanze?

SOSTANZE IDRATANTI

Cominciamo con le sostanze idratanti, che hanno il compito di trattenere acqua sull'epidermide: dalle sostanze occlusive (come ad esempio la paraffina liquida che nell'INCI troveremo sotto il nome di paraffinum liquidum) a quelle in grado di interagire con il film idro-lipidico come gli oli e i grassi vegetali (per esempio l'olio di argan, l'olio di oliva e il burro di karitè), dalle sostanze idratanti (come l'aloe vera, la glicerina, il miele, il collagene e l'elastina) alle sostanze che modificano chimicamente il contenuto di acqua sull'epidermide (come gli alfa-idrossi-acidi).

SOSTANZE RIDENSIFICANTI

Le sostanze ridensificanti agiscono invece nel derma, precisamente sui fibroblasti, ovvero le cellule deputate alla produzione delle proteine di sostegno come il collagene e l'elastina e alla produzione dei glicosaminoglicani. I cosmetici antietà potranno contenere sia queste sostanze che favoriscono l'attività dei fibroblasti sia quelle che agiscono sugli enzimi responsabili della degradazione dei prodotti dei fibroblasti. Tra le principali sostanze ad azione ridensificante abbiamo la vitamina C, il burro di karitè, l'olio di oliva, ma l'attenzione deve andare su quelle molecole in grado effettivamente di giungere fino al derma come ad esempio i peptidi biomimetici (piccole sequenze di amminoacidi detti anche messaggeri cellulari).

SOSTANZE ANTIOSSIDANTI

Gli antiossidanti, infine, hanno il compito di contrastare l'azione dei radicali liberi. Tra le principali sostanze antiossidanti ricordiamo la vitamina A, C ed E, gli antiossidanti vegetali (come il resveratrolo), i polifenoli, gli enzimi o sostanze coinvolte nelle reazioni di ossidazione metabolica (come il coenzima Q10).
All'interno dei cosmetici antirughe possiamo trovare anche dei nutrienti detti micronutrienti, che vanno a nutrire la pelle fornendo il sostentamento necessario per svolgere le funzioni metaboliche e favorire il rinnovamento cellulare dell'epidermide (per esempio amminoacidi, zinco, rame, magnesio e manganese).
Con l'invecchiamento cutaneo si può alterare anche la microcircolazione sottocutanea responsabile dello scambio dei nutrienti cellulari che mantengono la pelle sana e bella: è importante dunque arricchire i cosmetici antietà con attivi protettivi del microcircolo (per esempio la vitamina C, l'escina e gli antociani presenti in grosse quantità nel mirtillo).

SOSTANZE DECONTRATTURANTI

Le sostanze che decontraggono i muscoli mimici vanno ad agire sui muscoli facciali causa delle rughe di espressione. Esse hanno un'azione molto simile a quella della tossina botulinica seppur temporanea. Tra queste ricordiamo l'acido gamma-amminobutirrico (GABA) e gli esapeptidi (molecole formate da sei amminoacidi).

SOSTANZE SCHIARENTI

Gli schiarenti sono sostanze in grado di schiarire le macchie cutanee senili e le macchie solari che causano un'iperpigmentazione della cute. Fra queste abbiamo la vitamina C, l'acido azelaico e alcuni estratti vegetali come l'estratto di liquirizia.

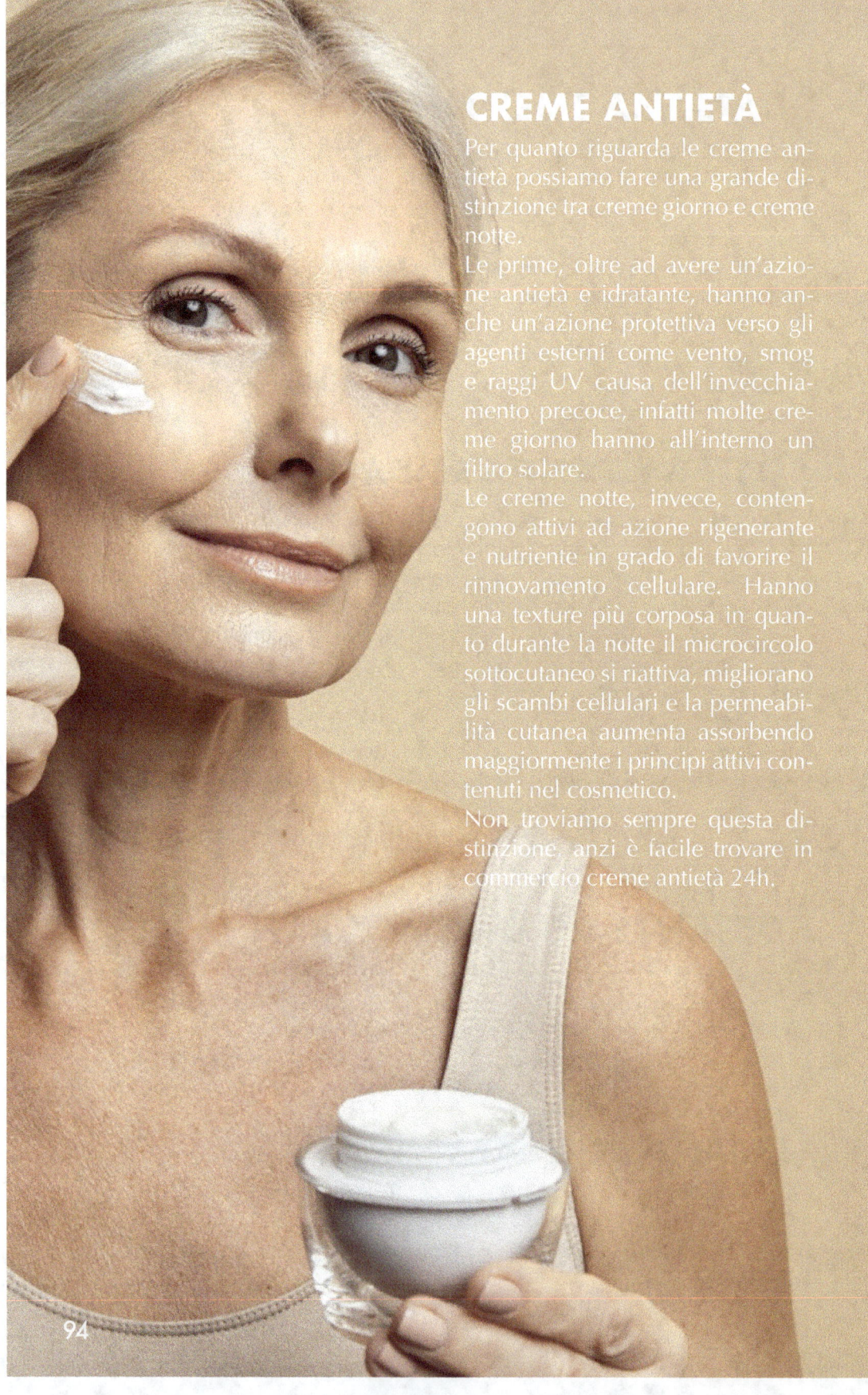

CREME ANTIETÀ

Per quanto riguarda le creme antietà possiamo fare una grande distinzione tra creme giorno e creme notte.

Le prime, oltre ad avere un'azione antietà e idratante, hanno anche un'azione protettiva verso gli agenti esterni come vento, smog e raggi UV causa dell'invecchiamento precoce, infatti molte creme giorno hanno all'interno un filtro solare.

Le creme notte, invece, contengono attivi ad azione rigenerante e nutriente in grado di favorire il rinnovamento cellulare. Hanno una texture più corposa in quanto durante la notte il microcircolo sottocutaneo si riattiva, migliorano gli scambi cellulari e la permeabilità cutanea aumenta assorbendo maggiormente i principi attivi contenuti nel cosmetico.

Non troviamo sempre questa distinzione, anzi è facile trovare in commercio creme antietà 24h.

INVECCHIAMENTO CUTANEO

CONTORNO OCCHI: BORSE E OCCHIAIE

Gli occhi sono una parte sensibile del nostro corpo e prendersene cura è molto importante. La pelle nella zona perioculare è molto sottile (0,35 mm rispetto a 1,16 mm del resto del viso) quindi è più soggetta a inestetismi rispetto alle altri parti del volto. Il numero di follicoli piliferi, ghiandole sebacee e sudoripare è inferiore.

Può succedere di svegliarsi al mattino e ritrovarsi con gli occhi gonfi o profonde occhiaie scure che rendono tutto il viso stanco e affaticato. Le borse sotto agli occhi si manifestano con gonfiore e spesso un alone scuro: si possono formare in momenti particolari della nostra vita quando siamo particolarmente stanchi e stressati, quando dormiamo poco o quando invecchiamo.

Con gli anni la zona del contorno occhi perde elasticità, diventa più sottile e tende a rilassarsi poiché la pelle produce meno collagene, elastina e acido ialuronico. Le borse si possono formare anche in seguito ad alcune patologie come ipotiroidismo, congiuntivite, problemi epatici o renali.

Oltre al consiglio cosmetico finalizzato alla vendita, un bravo farmacista deve offrire un consiglio completo indicando abitudini e stili di vita corretti:

- riposare un numero adeguato di ore, dalle sette alle nove ore di riposo continuo;
- ridurre le fonti di stress;
- applicare impacchi freschi con camomilla oppure con pesti di foglie di menta;
- drenare il corpo in maniera adeguata bevendo liquidi, assumendo estratti naturali e tisane ad azione drenante;
- massaggiare la zona con movimenti circolari per favorire il drenaggio dei liquidi;
- utilizzare occhiali da sole protettivi per ritardare il foto-invecchiamento;
- dormire con la testa rialzata per prevenire il ristagno dei liquidi perioculari.

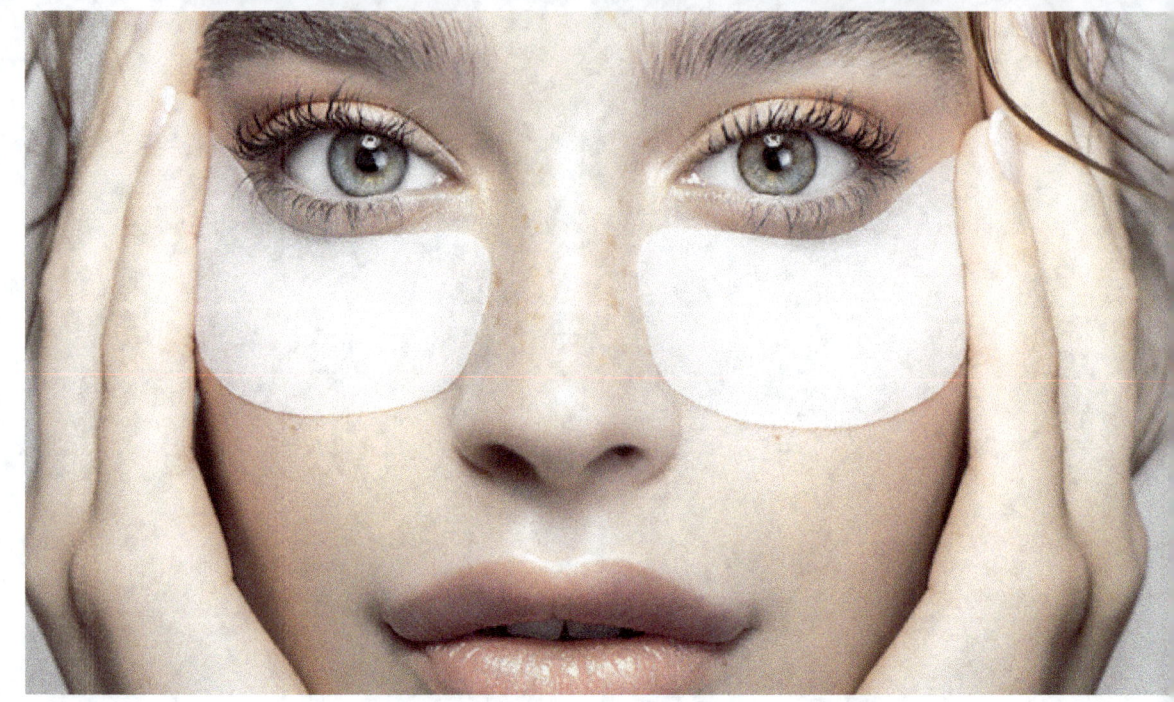

Il trattamento dermocosmetico indicato deve agire sulle cause della formazione delle borse, quindi dovrà avere azione idratante riducendo la secchezza e dovrà proteggere dal foto-invecchiamento con filtri UV.
La borsa sotto agli occhi è formata fondamentalmente da un accumulo di adipe e un accumulo di fluidi con cedimento del tessuto cutaneo che tende ad incurvarsi. È utile utilizzare dunque principi attivi in grado di agire sul metabolismo delle cellule adipose (come l'alga Fucus), sul drenaggio dei liquidi (cosmetici contenenti principi attivi ad azione vasotonica come il rusco, la centella asiatica e l'escina) e sulla tonicità cutanea (come collagene ed elastina, estratti di alghe oppure fitoestrogeni).
Un rimedio molto efficace per il trattamento di borse e occhiaie si è rivelato l'utilizzo di patch usa e getta arricchiti con sostanze attive come il collagene idrolizzato. Si lasciano agire per 15 minuti per favorire il rilascio cutaneo, aiutano a distendere lo sguardo e donare un aspetto levigato e luminoso alla pelle. Vengono utilizzati anche per levigare il décolleté e le rughe frontali.

Un altro tipo di inestetismo che può intaccare la bellezza del nostro sguardo sono le occhiaie, gli aloni scuri che compaiono sotto alle palpebre inferiori.
Le possibili cause scatenanti possono essere diverse: dall'eccessiva pigmentazione della zona sottostante gli occhi (melanocitosi cutanea causata dalla presenza di melanociti nel derma) all'emostasi, dall'invecchiamento vero e proprio all'esposizione ai raggi UV, dalla lassità cutanea alla de-

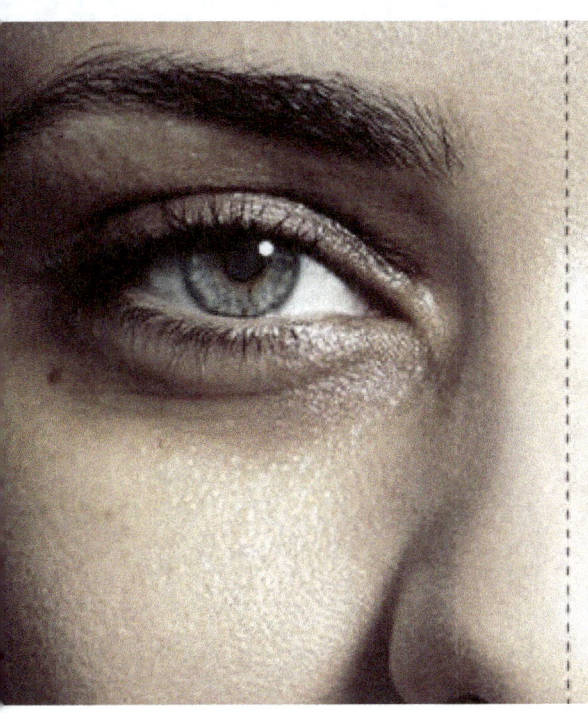
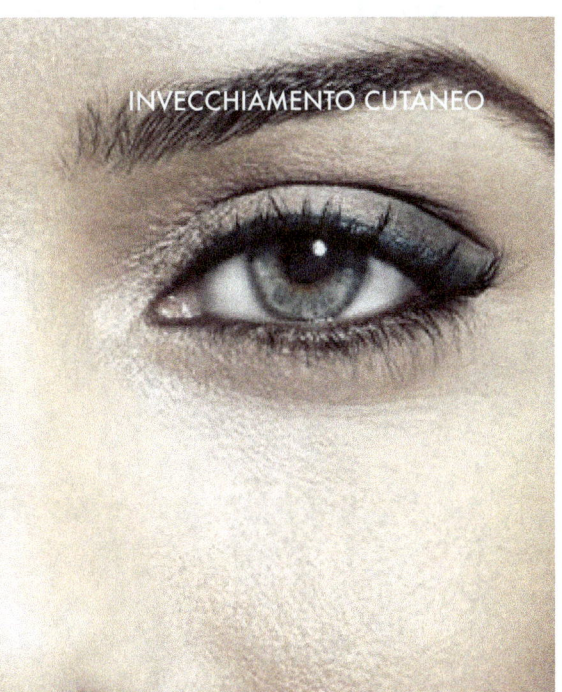

INVECCHIAMENTO CUTANEO

pressione causata dalla lacrima di valle (perdita di grasso subcutaneo, accompagnata dalla discesa della palpebra e assottigliamento cutaneo), fino all'insonnia, a un'alimentazione scorretta e agli sbalzi termici.
Anche in questo caso possiamo suggerire dei comportamenti atti a migliorare questo inestetismo, come:
- dormire un numero adeguato di ore sette-nove ore continuative;
- fare impacchi con tè freddo, gel di aloe, la classica fettina di cetriolo o fette di patate;
- consumare frutta e verdure ricche di liquidi e vitamine antiossidanti come mirtillo, agrumi e kiwi contenenti vitamina C;
- utilizzo di occhiali da sole protettivi contro i raggi UV responsabili del foto-invecchiamento.

I cosmetici da applicare nella zona interessata dovranno contenere attivi ad azione vasotonica come il rusco, la centella asiatica e l'escina. Saranno utili attivi antiossidanti come la vitamina C, la quale ha anche un'azione depigmentante, e gli attivi idratanti, come l'aloe e l'acido ialuronico.
Per attenuare l'impatto psicologico del nostro paziente e migliorare l'aspetto del contorno occhi è bene consigliare un buon camouflage. In questo caso consiglieremo un correttore per occhiaie con toni cromatici tendenti all'arancio che andranno ad attenuare le occhiaie di colore olivastro, le occhiaie violacee invece le correggeremo con i toni del giallo, quelle tendenti al marrone con correttori rosa pallido. L'ideale sarebbe completare il make-up con un illuminante per riflettere maggiormente la luce sotto agli occhi ed esaltare lo sguardo.

CURIOSITÀ

Il modo di dormire influisce sulla nostra bellezza: dormire bene e in maniera continuativa facilita i processi di rigenerazione cutanea. Un consiglio utile è quello di dormire supini con il viso verso l'alto in modo tale da non formare pieghe cutanee che a lungo andare possono diventare permanenti. La notte purtroppo è difficile restare sempre nella stessa posizione perché ci si muove spesso, quindi potremmo utilizzare delle federe di seta o di raso più lisce, che frizionano meno la pelle. Esistono anche dei veri e propri cuscini antietà che riducono la pressione su guance, occhi e bocca mentre si dorme.

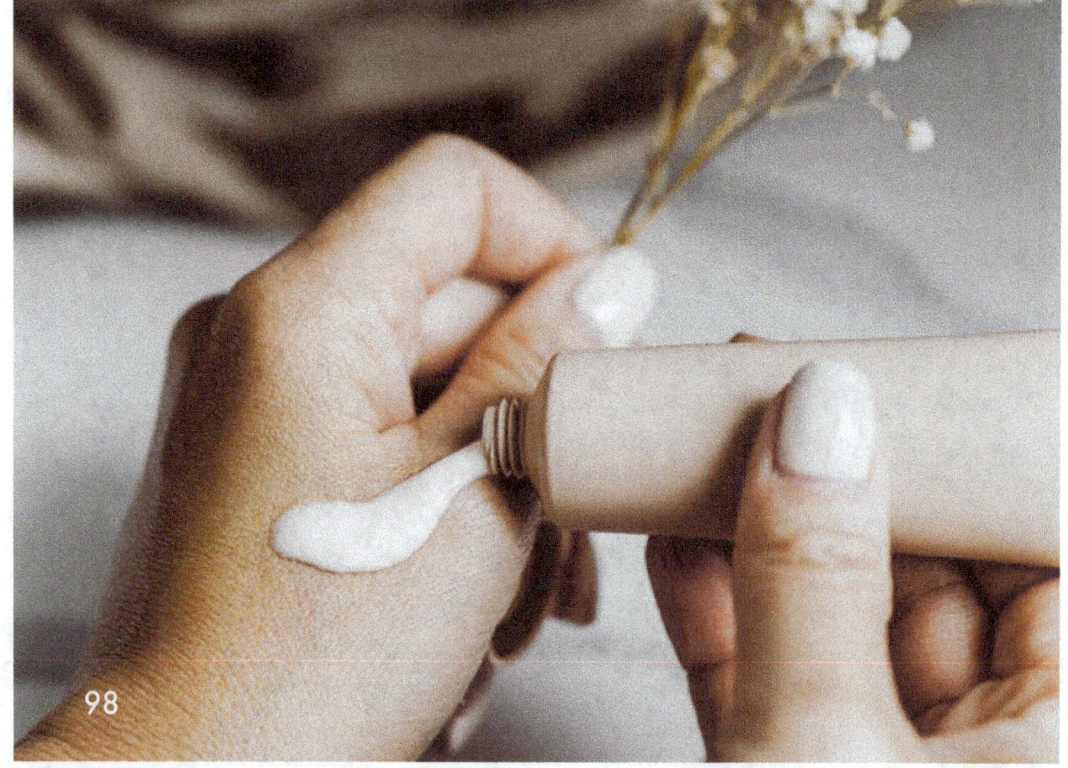

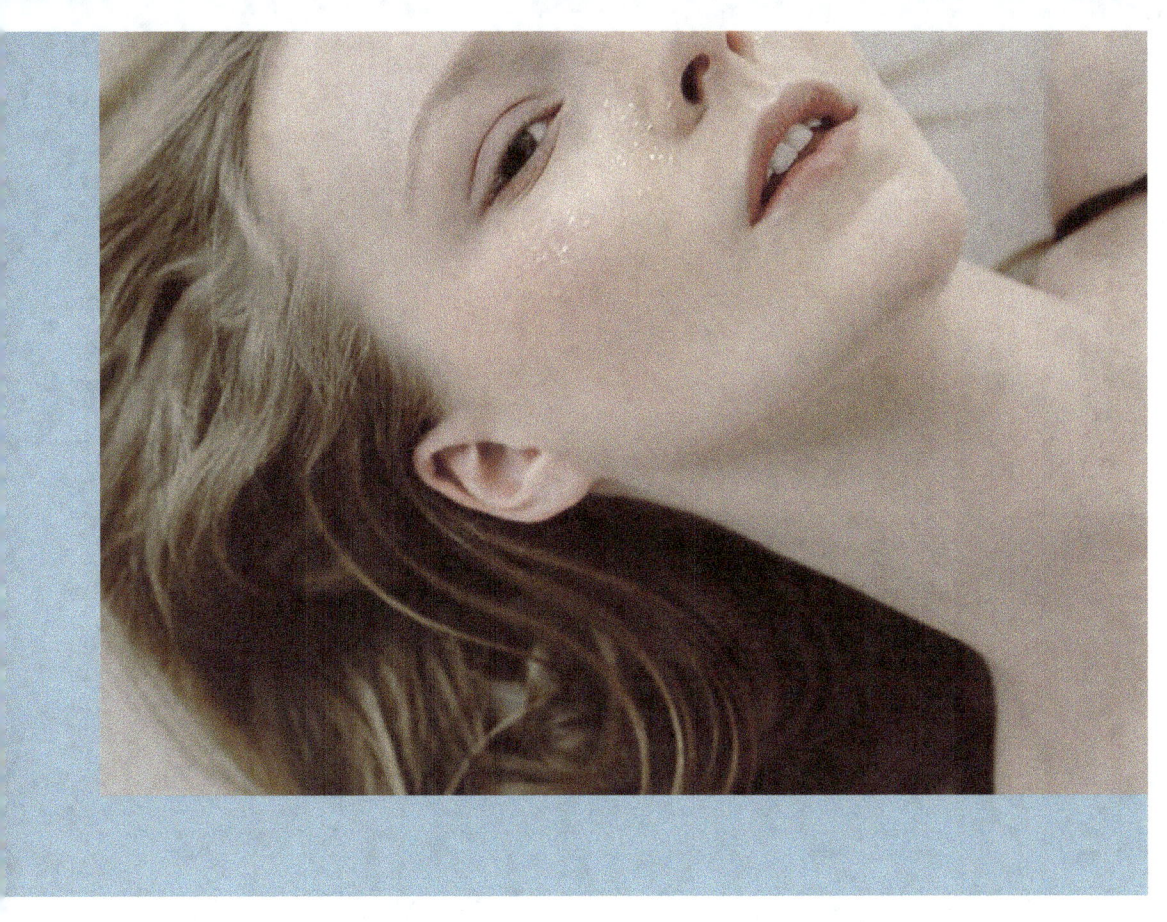

FALSI MITI

I prodotti più cari sono i più efficaci. È decisamente falso. il prezzo elevato di un cosmetico non è sinonimo di qualità, molto spesso ci sono in commercio creme economiche con un'efficacia maggiore dei marchi blasonati. Quello che bisogna valutare è la composizione, ma soprattutto l'affidabilità dell'azienda. Prediligere quindi aziende che puntino sulla ricerca scientifica in modo che gli attivi utilizzati abbiano un alto grado di assorbimento e innovazione tecnico-scientifica. In questo caso sì che i prezzi più alti saranno giustificati da costi di produzione più elevati.

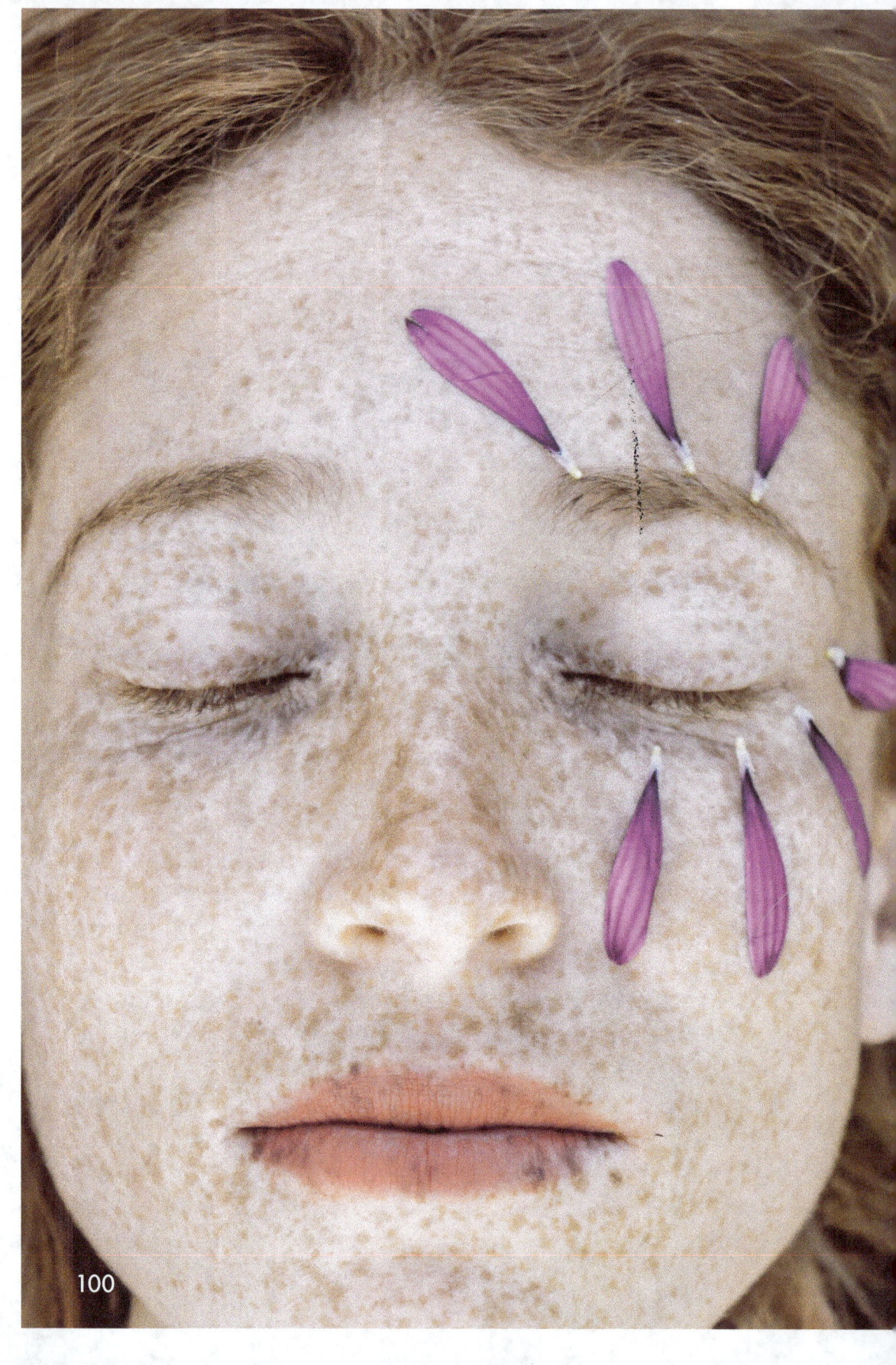

9 IPERPIGMENTAZIONE CUTANEA

L'iperpigmentazione cutanea comunemente identificata con le macchie scure che si formano sul viso è un'alterazione cromatica della pelle, che può derivare da diverse cause e, in alcuni casi, essere conseguenza di una multifattorialità sovrapposta di concause scatenanti.

Va innanzitutto detto che il colore della pelle dipende dalla genetica. La classificazione delle varie tonalità del colore della pelle si chiama fototipo. Esistono sei fototipi nel genere umano, dove il primo è caratterizzato da pelle estremamente chiara e sensibile e l'ultimo dalla pelle nera, passando da tutte le gradazioni intermedie.

Tuttavia la pelle non mantiene lo stesso colore per tutta la vita e può cambiare con la crescita, a causa di fattori ormonali, ambientali o per scorrette abitudini, come esposizioni esagerate al sole, fumo, alcool e dieta poco equilibrata.

L'età contribuisce in maniera significativa a modificare il colore genetico della pelle. Responsabile di questi cambiamenti cromatici è un ormone prodotto dall'ipofisi: la melanina.

La melanina reagisce ai raggi solari: quando ci si espone al sole, l'ipofisi attiva una superproduzione di questo ormone, che serve a proteggere la pelle, creando uno schermo duro e protettivo attorno alle cellule. Il risultato visivo di questo sofisticato processo organico è l'abbronzatura, ossia un inscurimento della pelle.

L'invecchiamento o altri fattori possono alterare il delicato equilibrio di produzione di melanina e questo si traduce con il danno solo ad alcune cellule, il che comporta la formazione di macchie scure. Le macchie scure appaiono principalmente su viso, collo e mani: le zone dove la pelle è più sottile e delicata e, quindi, principale bersaglio dell'azione protettiva della melanina.

Per molte persone questo fenomeno rappresenta un problema perché, nella maggior parte dei casi, le macchie scure sono antiestetiche e rendono l'aspetto del viso e delle mani meno giovane. Di fatto, l'iperpigmentazione non è un problema che inficia la salute ma può minare la bellezza.

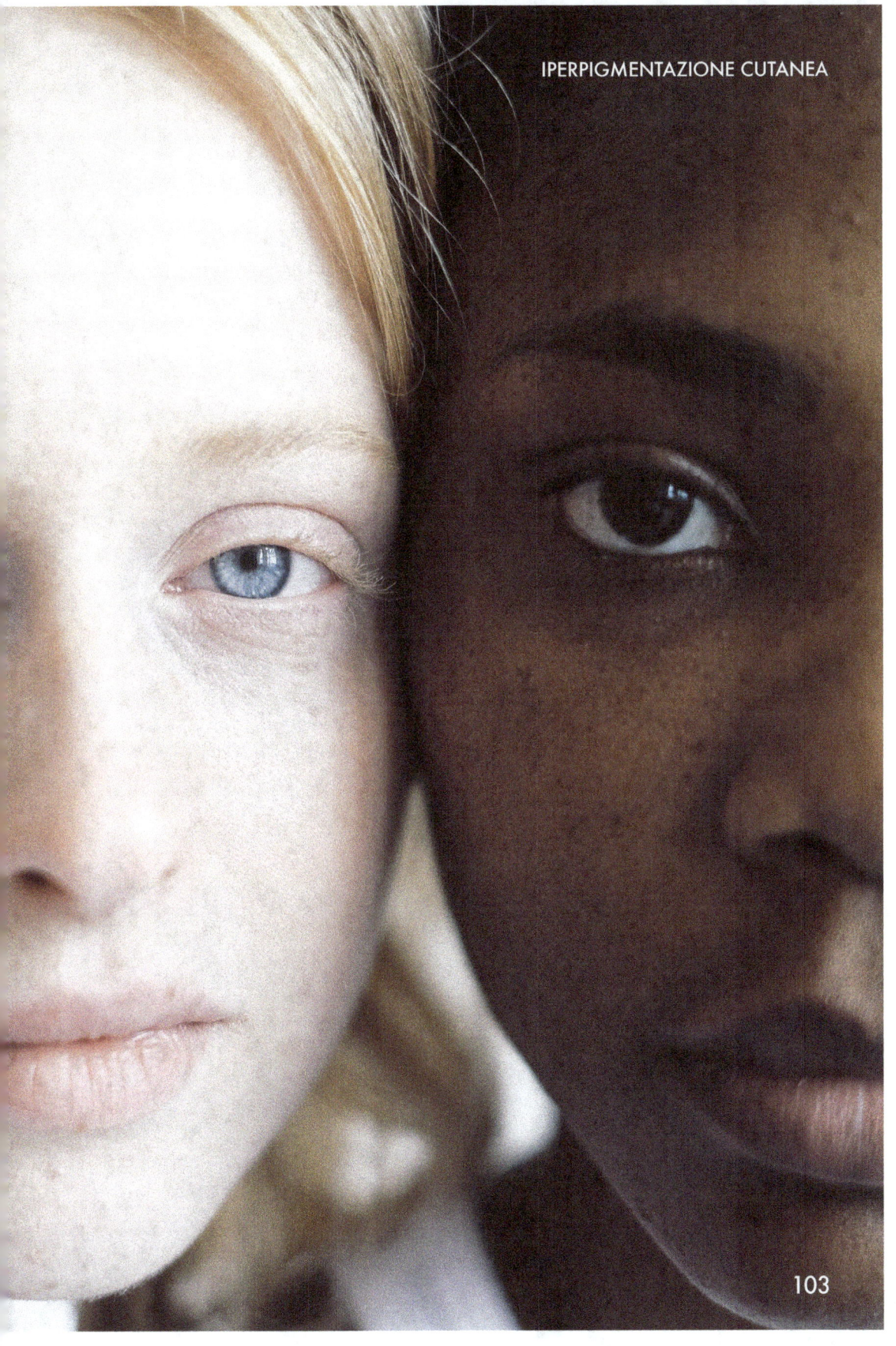

IPERPIGMENTAZIONE CUTANEA

LA MELANOGENESI

La nostra carnagione, cioè il colore naturale della pelle, è dovuta principalmente alla melanina, un pigmento prodotto da cellule specifiche localizzate nello strato basale dell'epidermide, i melanociti. A volte, però, capita che il colorito non sia uniforme, ma presenti delle macchie cutanee, cioè zone di pelle con una diversa pigmentazione.

Le più comuni sono più scure dell'area circostante e sono definite discromie iperpigmentate. A causarle è un'eccessiva produzione di melanina che talvolta si deposita in modo non uniforme su un'area dell'epidermide, generando così delle macchie. Queste ultime si dividono in localizzate, come le macchie senili, di forma rotonda o ovale, poco estese e con bordi regolari, e in diffuse, come il melasma, più estese e con bordi irregolari.

La melanogenesi è il processo che porta alla pigmentazione cutanea. Essa comporta la trasformazione di un aminoacido, la L-Tirosina, in melanina e la sua successiva distribuzione, sotto forma di piccoli granuli, dai melanociti alle cellule epidermiche circostanti, in senso orizzontale.

La pigmentazione si diffonde così in modo omogeneo e uniforme, dando origine alla carnagione. Talvolta, però, alcuni melanociti producono melanina in eccesso che tende a diffondersi in verticale anziché in orizzontale e si accumula in alcune zone formando quindi delle macchie brune o discromie iperpigmentate.

Al fine di intervenire in maniera efficace sulla melanogenesi si utilizzano trattamenti formulati con diversi ingredienti attivi. Per risolvere il problema, o ridurlo, è infatti importante utilizzare più sostanze in modo sinergico, per contrastare il processo della produzione e distribuzione della melanina. È necessario dunque proteggersi dai raggi UV in modo serio e continuativo!

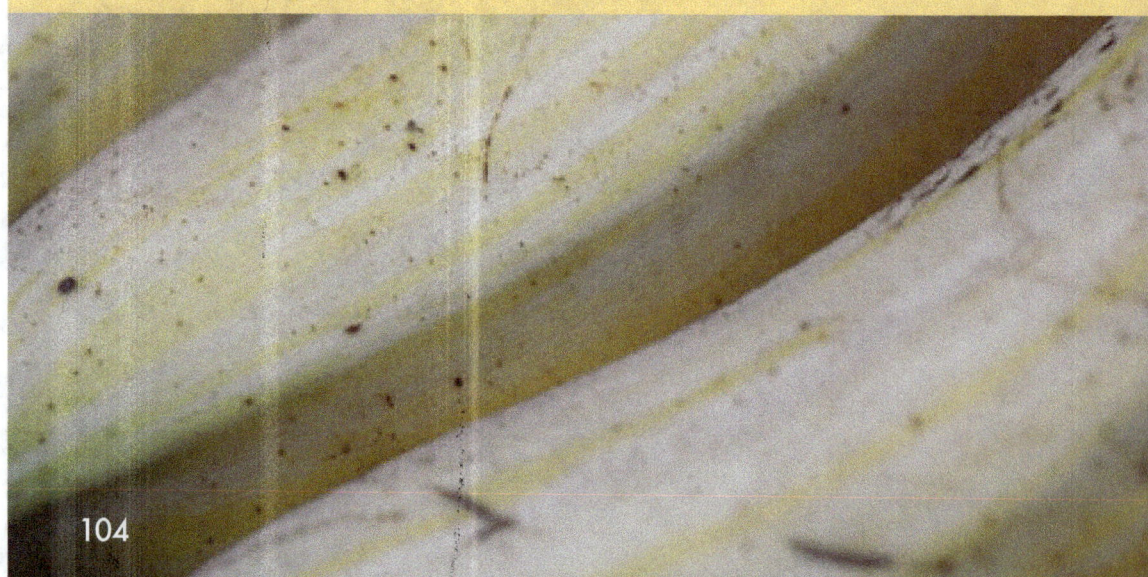

IPERPIGMENTAZIONE CUTANEA

Esistono diversi tipi di macchie, vediamole insieme.

LENTIGGINI

Scientificamente conosciute come lentigo, sono piccole macchie che compaiono sul viso delle persone appartenenti alla categoria dei primi fototipi. Proprio a causa della loro particolare genetica e della loro pelle estremamente delicata, il meccanismo della melanogenesi va in iperattività comportandone la comparsa. Le lentiggini non hanno causa specifica e non si possono prevenire, essendo una caratteristica insita nel DNA e, per alcune persone, sono un dettaglio piacevole e una particolarità molto apprezzata.

EFELIDI

Le efelidi si distinguono dalle lentiggini per il loro colore più chiaro e per la variazione stagionale (tendono a scurirsi durante i mesi estivi e a regredire durante i mesi invernali). Vengono ereditate con meccanismo di trasmissione dominante.

LENTIGO SENILI

A differenza delle lentiggini, tendono ad essere più grandi e irregolari ed esordiscono in età adulta o matura. Compaiono soprattutto sul petto, le spalle, i bicipiti e le mani, ma, a volte, anche in viso. Alcune lentigo senili possono avere dimensioni importanti e, solitamente, sono di colore variabile da caffellatte a caffè.

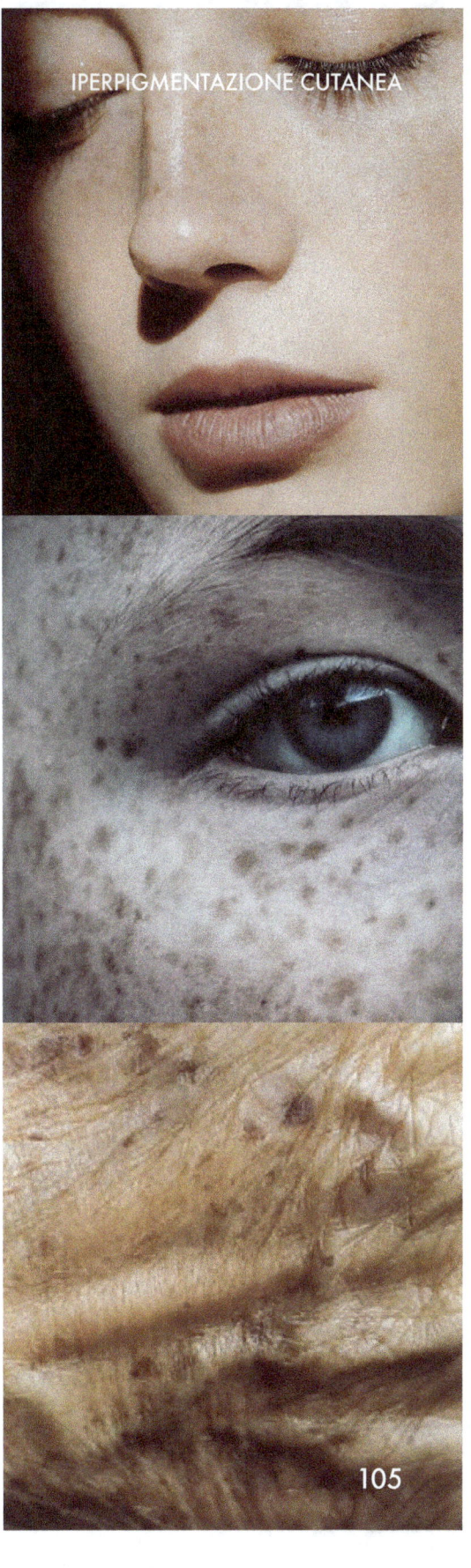

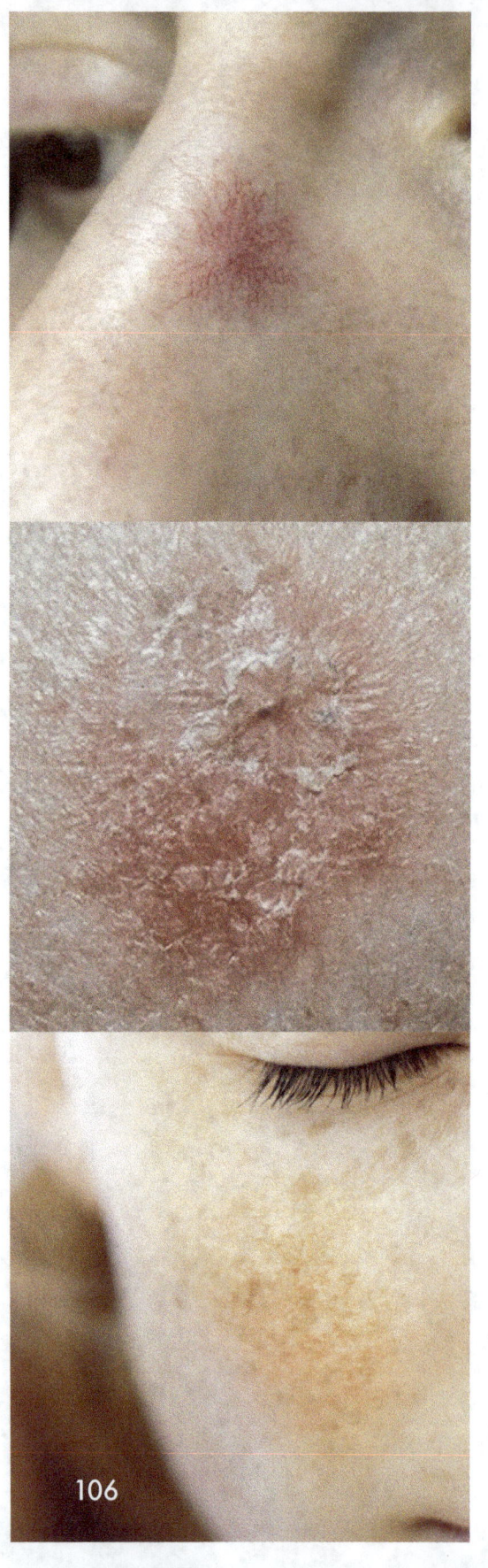

MACCHIE SCURE DA TELEANGECTASIE

Si formano in sovrapposizione a gruppi di capillari danneggiati ed esordiscono come una ragnatela rossastra o violacea. Col tempo possono scurirsi ulteriormente, formando una vera e propria macchia anche di grandi dimensioni. Sono più comuni su cosce, interno coscia e lati della bocca, ma possono presentarsi in qualsiasi parte del corpo.

CHERATOSI

Ne esistono di due tipi, la più comune è quella solare e la seconda è detta cicatriziale. Le cheratosi solari si formano in seguito a bruciature solari. Quando ci si scotta in maniera grave, la pelle si desquama e, per rigenerarsi, forma uno strato duro e ruvido che prende una colorazione più scura rispetto al resto della pelle. Le cheratosi cicatriziali invece sono addensamenti epidermidici spessi e scuri che si sovrappongono ad una cicatrice, soprattutto se quest'ultima dipende da una ferita suturata male o non curata come si deve.

MELASMA

Vengono raggruppate sotto questo nome tutte le macchie scure che hanno come causa comune un fattore organico abbinato all'esposizione solare. Il melasma, nella maggior parte dei casi, dipende da una condizione ormonale: l'assunzione della pillola anticoncezionale, la gravidanza o la menopausa possono alterare i meccanismi di produzione della melanina. Esporsi al sole senza precauzioni in queste situazioni è un particolare fattore di rischio. Le zone particolarmente colpite da melasma sono il viso, soprattutto sul labbro superiore, sulla zona T, e il collo;

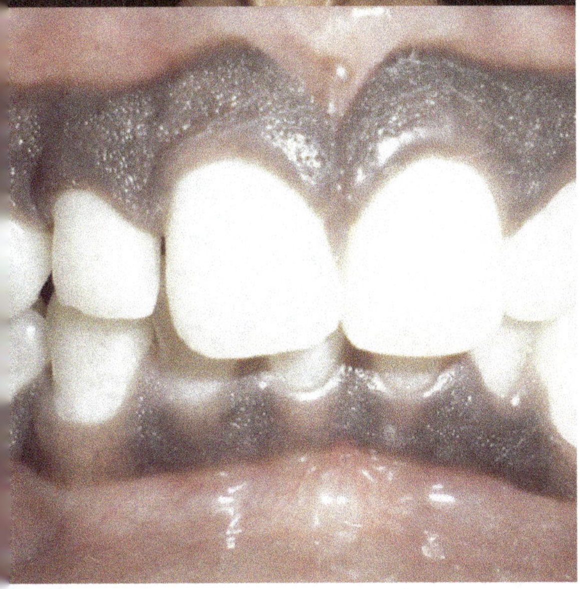

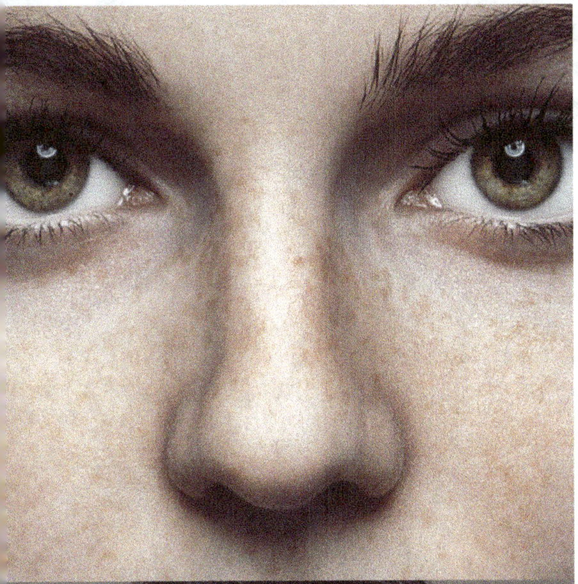

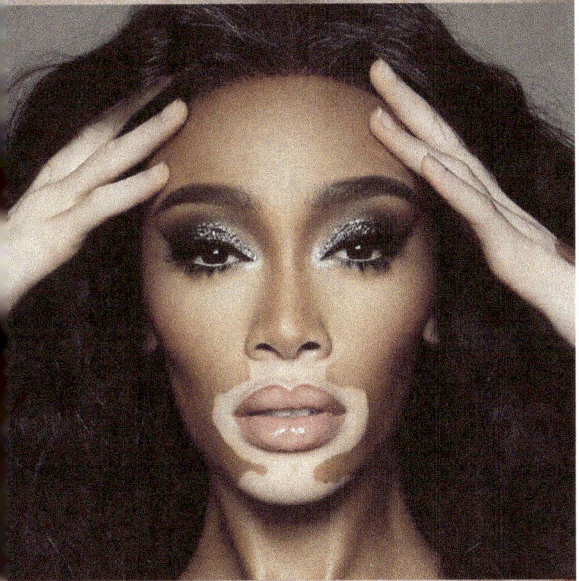

IPERPIGMENTAZIONE CUTANEA
CLOASMA GRAVIDICO

È chiamato anche "maschera della gravidanza" ed è un'iperpigmentazione che interessa la zona T del viso, le areole, i capezzoli e la linea che va dall'ombelico al pube. Durante la gravidanza moltissime donne possono notare un inscurimento di queste zone, anche senza nessuna esposizione solare. Ciò è determinato dalle alterazioni ormonali a livello ipofisario e surrenale, nelle quali è coinvolta anche la melanina.

VITILIGINE

È una malattia della pelle che colpisce i melanociti, le cellule deputate alla produzione di melanina. La carenza di pigmentazione (ipopigmentazione) o la sua assenza (depigmentazione) genera macchie cutanee. La pelle diventa più chiara, quasi bianca, e, a parte la differenza cromatica, è perfettamente normale.

CAUSE PATOLOGICHE

Esiste anche un motivo patologico per cui, improvvisamente, la pelle può diventare più scura. In questo caso non si parla, però, di macchie, ma di un generale cambiamento nel colore dell'epidermide che tende a prendere una sfumatura bronzea. È il caso del Morbo di Addison: una rara disfunzione ormonale a carico dei surreni o, ancor più raramente, dell'ipofisi, che ha come sintomo principale proprio un importante cambiamento cromatico della pelle e dei tessuti molli (gengive, labbra, zone genitali) che possono diventare addirittura nerastri.

EZIOLOGIA

La formazione di macchie scure può dipendere da moltissimi fattori, primo fra tutti l'età. La fisiologica degenerazione epiteliale, la minor produzione di collagene ed elastina e la lassità cutanea rendono la pelle più sensibile ai raggi solari e, di conseguenza, più predisposta alla discromia. Altre cause di formazione di macchie e melasma sono le seguenti.

SCORRETTA ESPOSIZIONE AL SOLE

Sottoporsi a bagni di sole e abbronzature selvagge in giovane età, purtroppo, può far pagare pegno qualche anno dopo. È scientificamente provato che chi subisce scottature solari in età infantile o adolescenziale è più propenso a sviluppare, in età adulta, inestetismi della pelle come rughe, macchie e disomogeneità generale del colore epidermico.

ABITUDINI DI VITA MALSANE

Fumo, alcool e poca cura della pelle, anche in giovane età, indeboliscono le difese epidermiche e rendono la cute meno resistente. Non utilizzare prodotti cosmetici adeguati, stressare la pelle con trattamenti sbagliati o lampade solari e non struccarsi prima di dormire sono tutti fattori che minano fortemente la salute e la resistenza dell'epidermide. Il risultato è che i segni dell'invecchiamento, comprese le macchie scure, appariranno prima e in modo più evidente e grave.

ALIMENTAZIONE CARENTE DI NUTRIENTI IMPORTANTI

Le carenze nutrizionali di vitamine fondamentali per la salute e la bellezza della pelle, come la vitamina A, C ed E, contribuiscono alla comparsa di inestetismi cutanei, compresa l'iperpigmentazione. Inoltre, non assumere un quantitativo sufficiente di questi micronutrienti comporta la comparsa precoce delle rughe che, formando delle pliche, rendono più facile il processo di pigmentazione.

CAUSE ORMONALI

Gli squilibri ormonali comportano la comparsa di macchie scure. La sindrome dell'ovaio policistico, il dia-

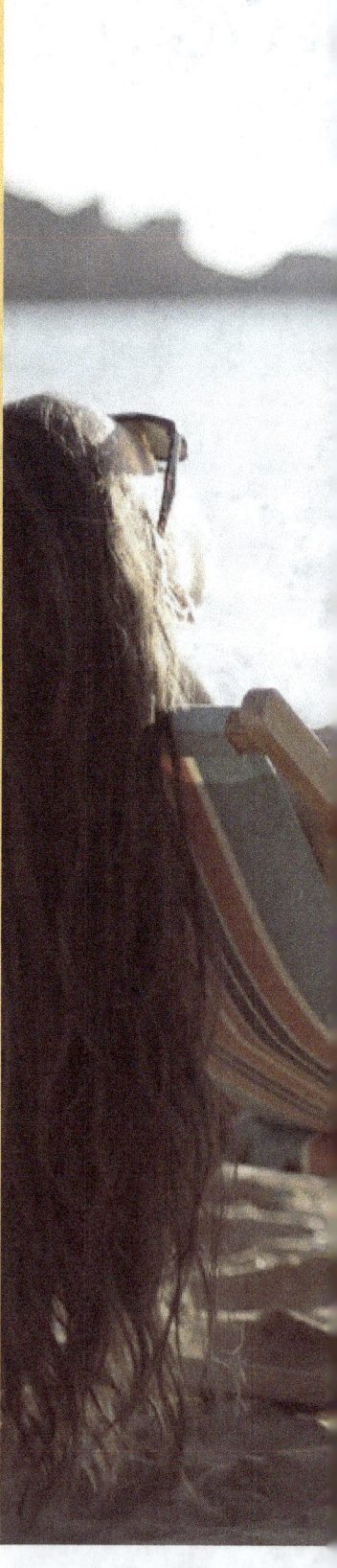

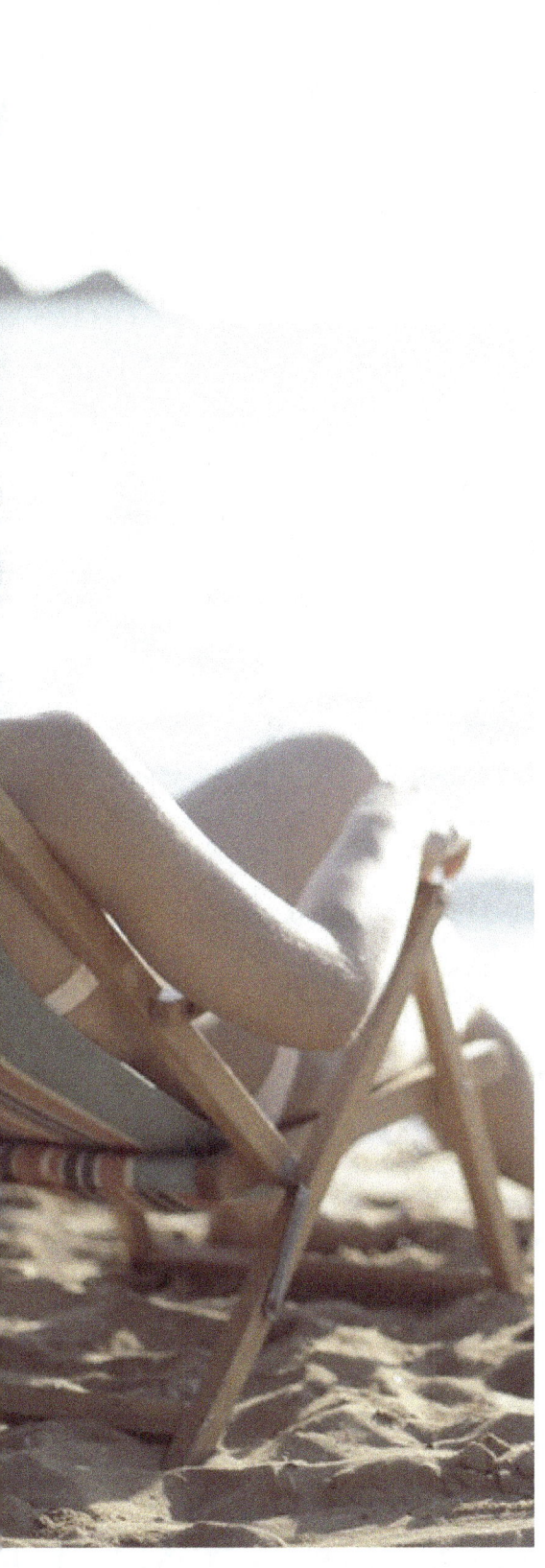

IPERPIGMENTAZIONE CUTANEA

bete, l'iperprolattinemia, le patologie a carico dell'ipofisi o del surrene e l'ipertiroidismo sono tutte malattie che possono dare, tra i vari sintomi, anche alterazioni a carico della pelle. Particolari momenti ormonali della vita di una donna possono far comparire macchie scure: la gravidanza e la menopausa, ad esempio.

ALCUNI FARMACI

L'assunzione di alcuni principi attivi può avere, come effetto collaterale, la fotosensibilità. Alcuni antibiotici e antifungini, per esempio quelli che si usano comunemente per curare la candida o le cistiti, riportano sul bugiardino la specifica raccomandazione di non esporsi al sole durante la cura. Anche la pillola contraccettiva, modificando l'asse ormonale, dà questo tipo di problema, così come il cerotto contraccettivo o l'anello vaginale a rilascio ormonale per il controllo delle nascite.

IPERPIGMENTAZIONE POST INFIAMMATORIA

È un particolare tipo di discromia che si crea con l'esposizione al sole di una zona di pelle traumatizzata. Questa reazione può avvenire in svariati contesti e per diverse cause. Le più comuni sono cicatrici da acne, abbronzatura post trattamenti laser, abbronzatura post depilazione.

RIMEDI DERMOCOSMETICI

Per affrontare il problema dell'iperpigmentazione cutanea, in passato, veniva utilizzato l'idrochinone, un composto organico aromatico usato come agente depigmentante. Nel 1982 la Food and Drug Administration americana lo ha definito un ingrediente sicuro ed efficace per uso cosmetico. Qualche anno dopo, a causa dei suoi effetti collaterali, il suo utilizzo cosmetico è stato ridotto fortemente in quasi tutti i Paesi del mondo. L'utilizzo di questa molecola in alcuni casi può infatti provocare rossori e secchezza e, per usi prolungati, si può andare incontro a una depigmentazione permanente o addirittura alla comparsa di papule e macchie bluastre-nere.

Nell'Unione Europea l'utilizzo dell'idrochinone sulla pelle è consentito solo su prescrizione dermatologica sotto forma di preparazione galenica allestita dal farmacista. Nel frattempo, l'industria cosmetica ha sviluppato notevoli molecole ad azione depigmentante con un profilo di sicurezza maggiore dell'idrochinone da poter inserire all'interno dei cosmetici.

- L'acido cogico che, penetrando in profondità, riesce a bloccare gli enzimi causa della formazione delle macchie, sopprimendo l'azione delle tirosinasi per sottrazione dello ione rame dall'enzima. L'acido cogico ha una struttura molto simile alla tirosinasi per questo motivo riesce a legarsi alla perfezione. Una molecola efficace, da usare però con cautela, in quanto, bloccando la produzione di melanina, rischia di provocare scottature, pruriti e dermatiti sulla pelle. Non bisogna esporsi dunque al sole o va quantomeno utilizzato un buon filtro solare. In ogni caso, il consiglio è quello di applicarlo la sera.

- L'acido azelaico è un potente schiarente per le macchie, una sostanza naturale prodotta dal lievito Pityroporum ovalis e che, in alte concentrazioni (al 20%), lo possiamo trovare nelle formulazioni farmacologiche. A dosi più basse è consentito l'uso cosmetico ed è utilizzato molto spesso come coadiuvante nelle terapie per l'acne per ridurre le macchie post infiammatorie.

- L'acido ascorbico (vitamina C) inserito molto spesso nei sieri e nelle creme inibisce l'azione della tirosinasi. Si utilizza nelle formulazioni cosmetiche come schiarente alle concentrazioni di 2-5%, in concentrazioni più basse ha azione antiossidante. È una molecola molto instabile che tende ad ossidarsi facilmente, per questo motivo vengono utilizzate forme chimiche più stabili per preservarne la qualità, come il sodium ascorbyl phosphate oppure l'ascorbyl palmitate.

- L'arbutina, sostanza presente nell'uva ursina (Arctostaphylos uva-ursi), ha un'azione schiarente inibendo la tirosinasi per competizione con la

IPERPIGMENTAZIONE CUTANEA

Dopa (amminoacido intermedio nella via biosintetica della dopamina) al suo sito recettoriale.
- L'estratto di pisello è un attivo naturale che agisce molto bene sulla formazione delle macchie e sulla loro comparsa. Questa molecola opera inibendo la maturazione dei melanosomi mediante la riduzione dell'espressione del gene PMEL-17, coinvolto nella produzione di melanina.
- I peptidi biomimetici, infine, sono attivi che mi piacciono molto per la loro azione schiarente. Si tratta di piccole sequenze amminoacidiche in grado di lavorare in profondità nel derma agendo sull'espressione dei geni deputati alla formazione delle macchie come l'Oligopeptide-68 ad azione illuminante e schiarente.

Ricordo che il trattamento delle macchie cutanee richiede tempo e costanza, le applicazioni devono essere ripetute tutti i giorni per garantire la massima efficacia ed avere effetto nel giro di due mesi circa.
Intervenire tempestivamente alla comparsa della prima discromia aiuta a ottenere risultati migliori, in quanto la macchia inizialmente tende ad essere molto superficiale permettendo al cosmetico di agire sul sito d'azione e ottenere risultati performanti. Col passare del tempo, dopo i primi due anni, la macchia tende a distribuirsi negli strati più profondi a livello dei quali i cosmetici fanno fatica a penetrare e di conseguenza ad agire. In questo caso sarà utile aiutarsi con esfolianti chimici per lavorare in maniera graduale negli strati più profondi della cute.
La prevenzione è fondamentale infatti è sempre opportuno consigliare un filtro UV, in particolare a coloro che hanno un fototipo cutaneo chiaro (soprattutto il fototipo I e II): questo servirà a prevenire la formazione delle macchie e a ritardare il foto-invecchiamento.
Diventa anche doveroso consigliare il filtro di protezione solare a tutti i pazienti in cura con farmaci foto-sensibilizzanti quali antibiotici appartenenti al gruppo delle tetracicline, dei sulfamidici e dei chinolonici, anticoagulanti, anticoncezionali orali, antidepressivi, antidiabetici, antimicotici come la griseofulvina, l'itraconazolo e il ketoconazolo.
Durante il nostro consiglio, infine, non dimentichiamo di fornire indicazioni utili sulle abitudini alimentari da seguire: integrare la dieta con frutta e verdura in particolare melograno, barbabietola, sedano, carota e zenzero, agrumi, pera, mela e cetriolo e piccole dosi di semi oleoginosi e frutta secca come noci, mandorle, nocciole, semi di girasole e zucca. Se non è possibile seguire uno stile alimentare sano possiamo implementare la dieta con integratori alimentari a base di principi attivi antiossidanti come rame, zinco, selenio e vitamina C, E e B2.

CURIOSITÀ

Il limone è utile contro le macchie scure? Il limone utilizzato per schiarire le macchie è un vecchio rimedio della nonna che non sempre risulta efficace e a volte può alterare eccessivamente il pH cutaneo. Tuttavia, il suo utilizzo aveva un fondamento scientifico in quanto il limone è un agrume ricco di vitamina C dal potere antiossidante e schiarente.

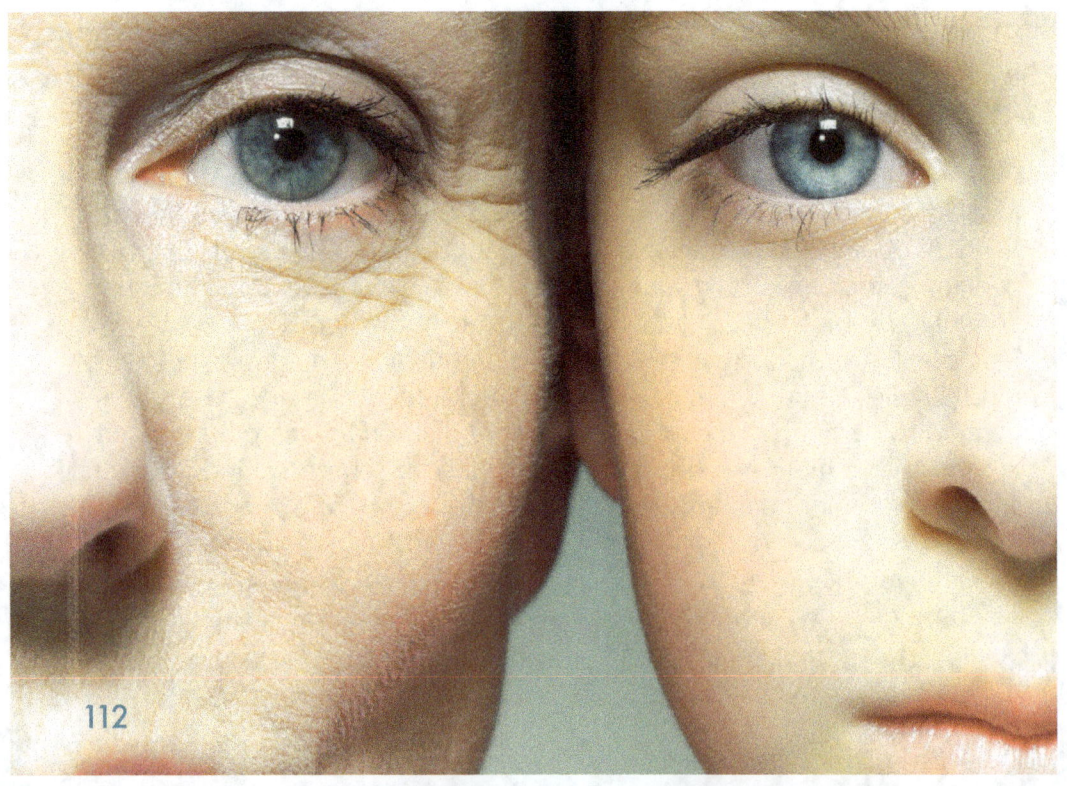

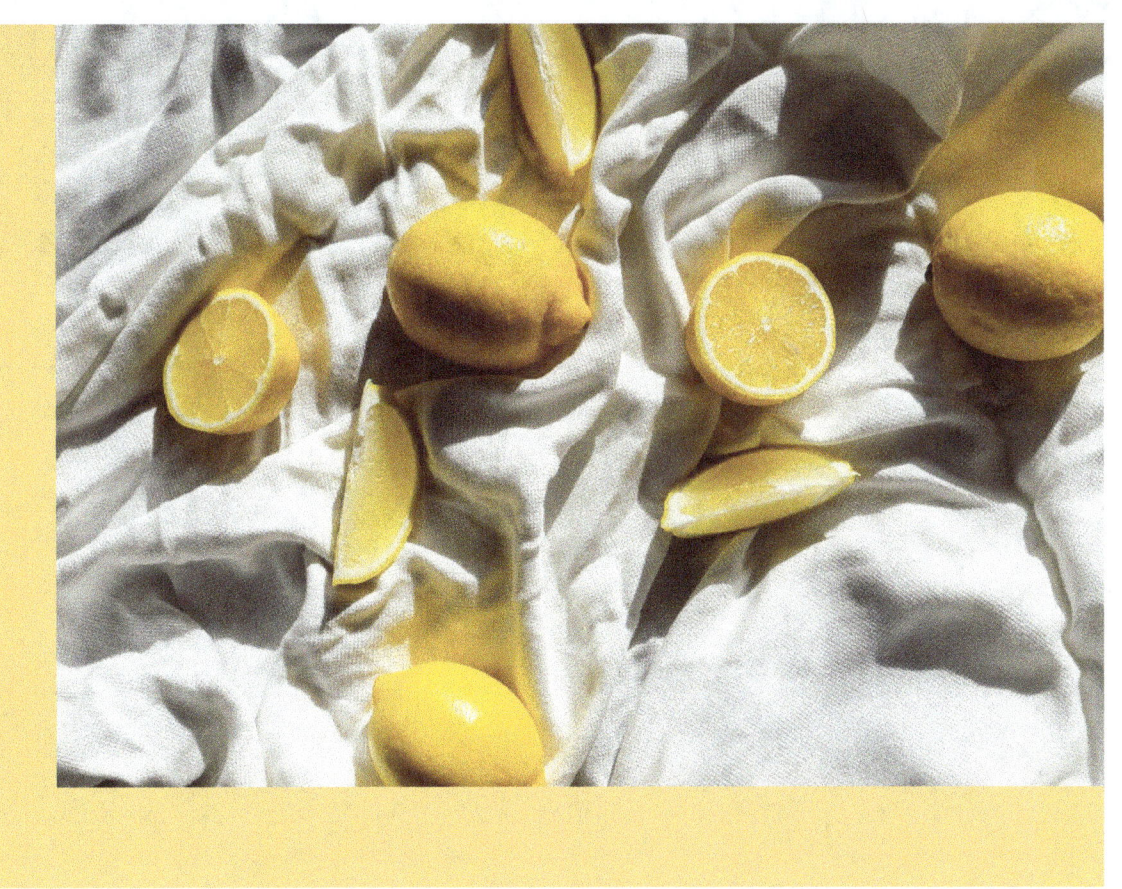

FALSI MITI

Le macchie cutanee compaiono solo sulle pelli mature? Falso! Le macchie scure causate da un'eccessiva esposizione ad agenti esterni nocivi come raggi UV, inquinamento, stress e alimentazione povera di nutrienti come gli antiossidanti può innescare un invecchiamento precoce anche nei soggetti più giovani.

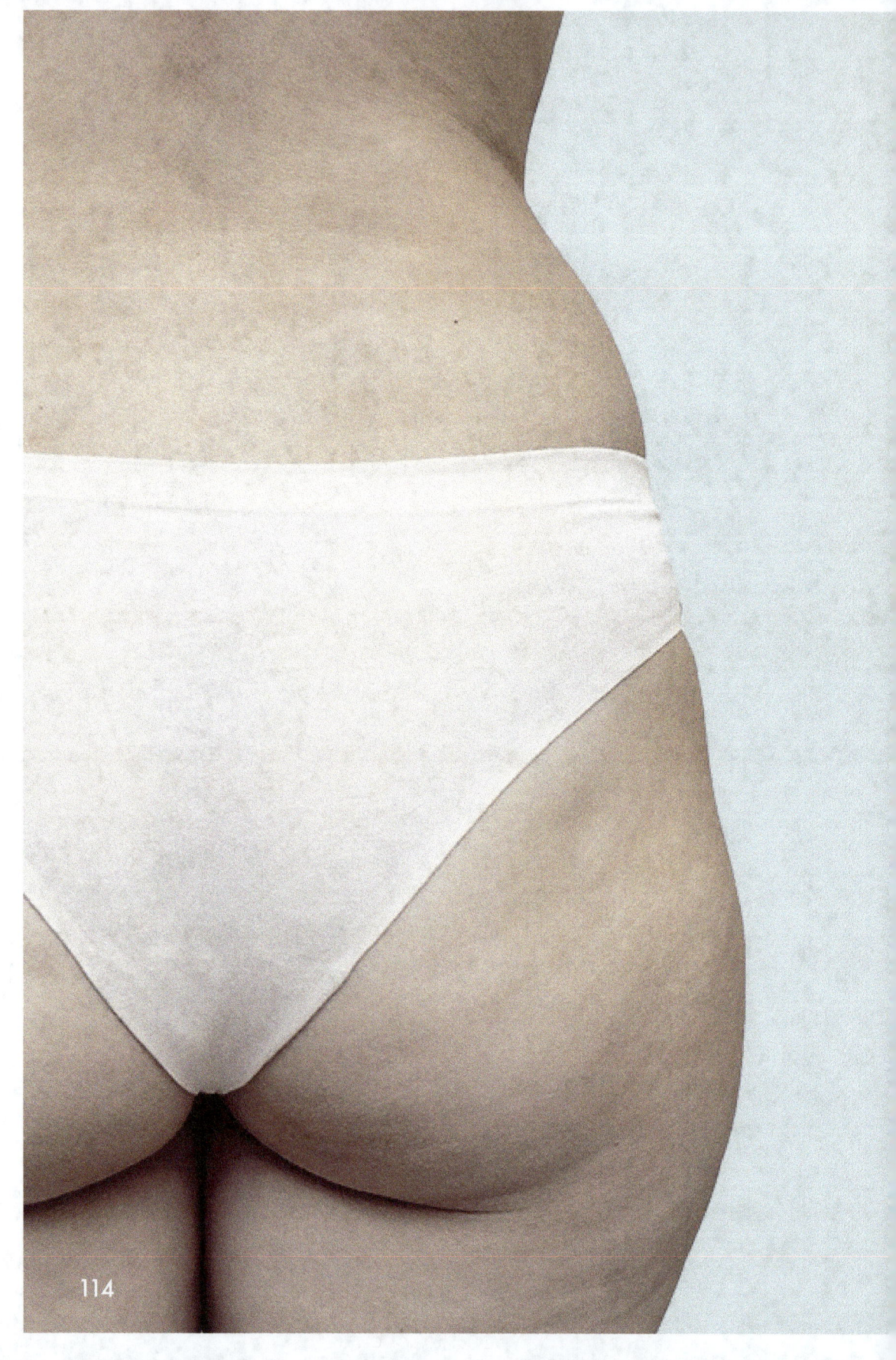

10 CELLULITE

A quanti di voi sarà capitato di ricorrere a drastici metodi last minute contro gli inestetismi della cellulite? In particolar modo poco prima del periodo estivo per la preoccupazione di non superare la prova costume. Ebbene sì, a noi farmacisti viene spesso richiesto di fare miracoli! Ma analizziamo in maniera più approfondita questo tipo di inestetismo.
La cosiddetta cellulite (definita tecnicamente pannicolopatia edemato fibrosa) è una manifestazione topografica della pelle associata a depressioni o introflessioni, frequenti nella zona pelvica e addominale, ai fianchi, sui glutei e sulle cosce. Può manifestarsi anche associata a noduli nel tessuto adiposo sottocutaneo e in casi più rari ad un sospetto stato infiammatorio.

MALATTIA O NON MALATTIA?

La pannicolopatia edemato fibrosa ha un'alta incidenza (80-90%) fra la popolazione femminile in età post puberale ed è da considerarsi una normale condizione fisiologica, che si presenta generalmente in modo asintomatico.
In alcuni casi può essere invece considerata una condizione patologica che nelle sue forme più gravi si manifesta con noduli dolenti alla palpazione che fanno sospettare processi infiammatori. Generalmente associata ad un eccessivo accumulo di tessuto adiposo sottocutaneo di cui non è chiara la relazione positiva o negativa con il rischio cardiovascolare.

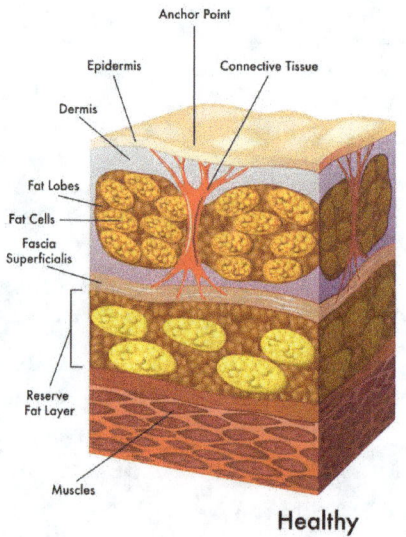

Healthy

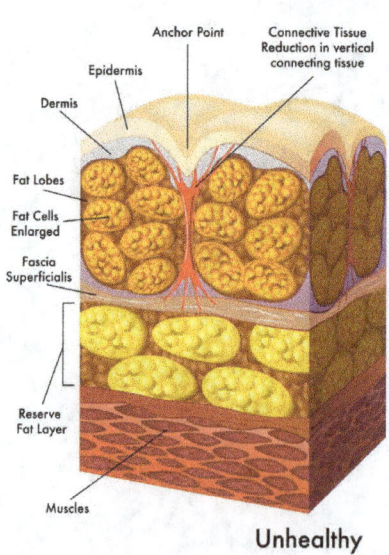

Unhealthy

CLASSIFICAZIONE

La cellulite può manifestarsi a diversi stadi in diverse aree corporee anche nello stesso soggetto. Viene normalmente classificata con la scala Nürnberger e Müller che distingue quattro stadi:

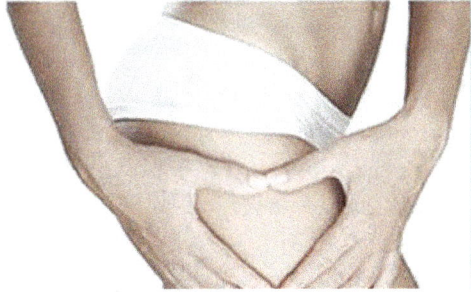

Assenza di segni di cellulite

0

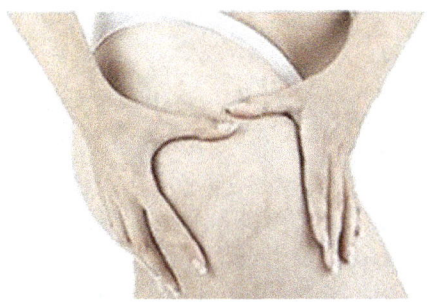

La pelle affetta risulta liscia, ma compaiono segni di cellulite pinzando la pelle o contraendo i muscoli

1

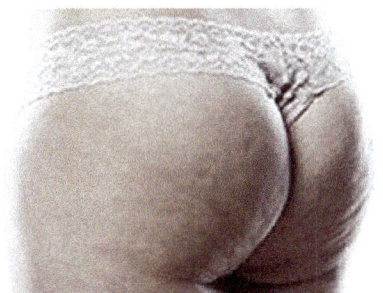

Le introflessioni della cellulite sono presenti e visibili anche senza sollecitare la pelle

2

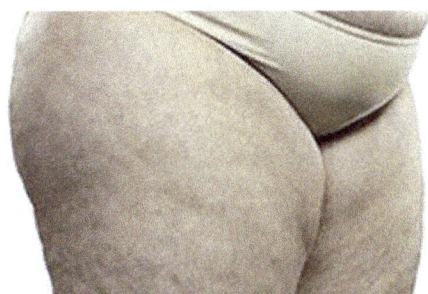

Presenza delle alterazioni dello stadio -2 in maggior numero e su un'area più estesa, accompagnate dalla presenza di noduli.

3

Sono state introdotte altre classificazioni dove la severità dell'inestetismo può essere misurata in densità, dimensioni, profondità, oltre che considerando la lassità dei tessuti ed altri parametri fisiologici.

Nell'ipotesi che considera la cellulite una pannicolopatia edemato fibro-sclerotica, i diversi stadi rappresentano il percorso eziopatogenico della cellulite, dove lo stadio edematoso precede gli stadi successivi, considerati una evoluzione/degenerazione del fenomeno. Possiamo caratterizzare la pannicolopatia in tre modi differenti.

- **Edematosa.** Associata ad un edema, cioè accumulo di liquidi, soprattutto intorno alle caviglie, ai polpacci, alle cosce e alle braccia.
- **Fibrosa.** Associata a fibrosi, cioè ad un aumento delle strutture trabecolari e dei setti di tessuto connettivo che ripartiscono in diversi lobi il tessuto adiposo sottocutaneo; è caratterizzata da piccoli noduli non percepibili al tatto se non come rugosità sottocutanea e dalla cute a buccia d'arancia.
- **Sclerotica.** Forma una sclerosi, cioè un indurimento dei tessuti associati a noduli di grandi dimensioni e placche; può essere molto dolente.

FATTORI AGGRAVANTI

Ci sono molti fattori che aggravano la cellulite, come una vita sedentaria o un dimagrimento eccessivamente rapido: il tessuto muscolare cede e quindi aumenta la situazione visiva della cellulite. Per avere meno problemi di inestetismo bisogna essere sempre in movimento, il moto infatti aiuta a mantenere efficiente la muscolatura, la circolazione e il metabolismo, facilitando la diminuzione di grassi e prevenendo la stasi circolatoria.

Un'alimentazione sbagliata, cioè troppo piena di calorie e di cibi ricchi di grassi e di sale, può contribuire alla formazione di un accumulo di adipe localizzato e alla ritenzione di liquidi. La postura sbagliata e con gambe accavallate contribuisce ad aggravare la circolazione sanguigna e quindi la cellulite perché comprime i vasi. Anche passare troppo tempo in piedi immobili causa una cattiva circolazione sanguigna, perché il sangue fa fatica a risalire dagli arti inferiori, con conseguente stasi circolatoria.

È poi importante utilizzare sempre abiti comodi, evitando quelli eccessivamente stretti, in quanto possono causare, anche in questo caso, una cattiva circolazione per compressione dei vasi. Lo stesso vale per scarpe troppo alte, che ostacolano il ritorno venoso e linfatico impedendo il corretto funzionamento dell'importantissima "pompa venosa".

Lo stress e il fumo sono, infine, altri fattori che aggravano lo stato della cellulite perché aumentano il livello degli ormoni dello stress. Il fumo, in particolare, ha un'azione vasocostrittrice e aumenta i radicali liberi, che peggiorano il microcircolo e, come abbiamo visto, accelerano l'invecchiamento cutaneo.

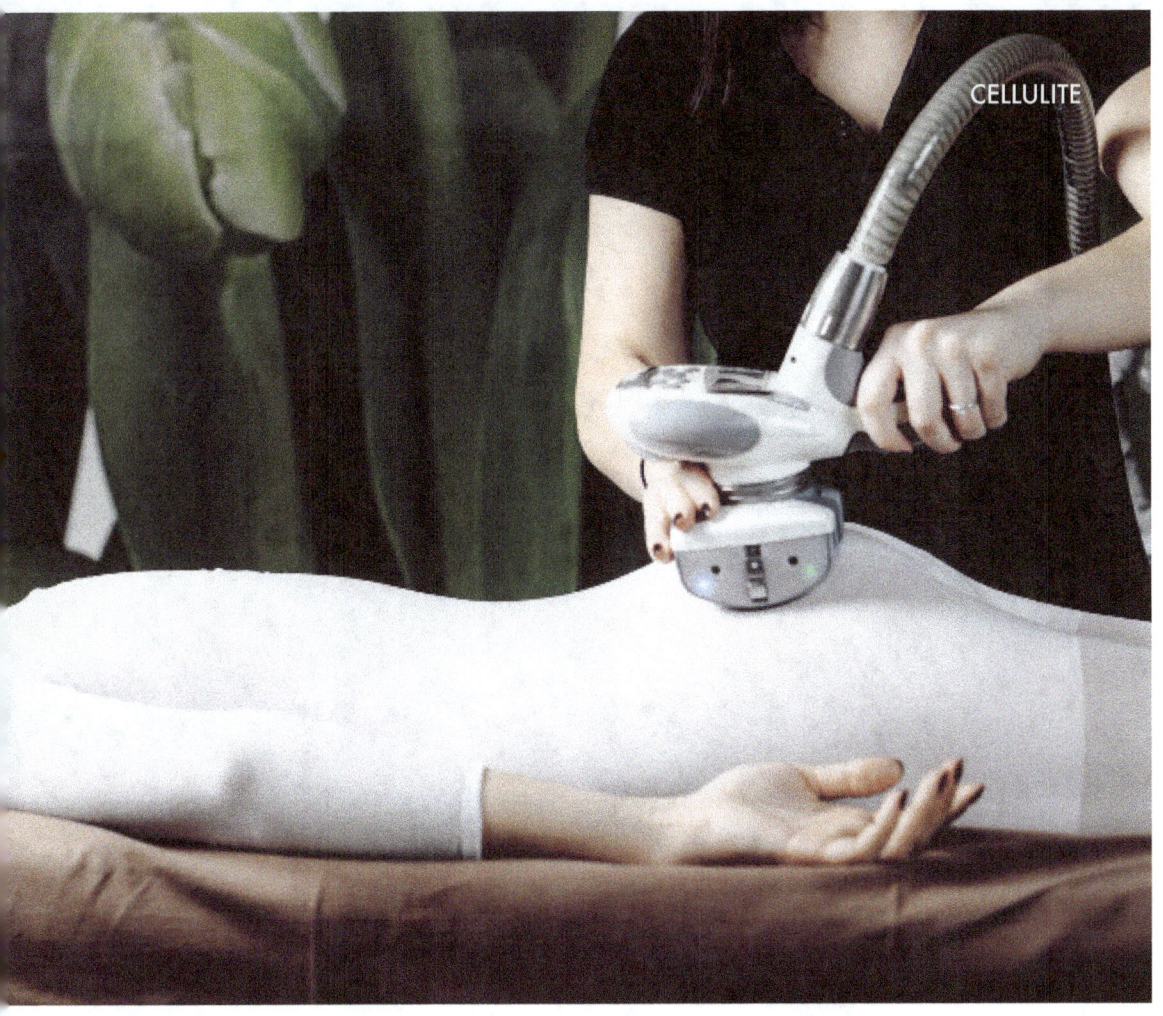

POSSIBILI TRATTAMENTI

Nell'enorme mercato dei trattamenti per ridurre la cellulite si va dai prodotti topici alla liposuzione. Tuttavia, molti di essi mancano di prove di efficacia. Vediamo quali sono quelli più diffusi:

- trattamenti con prodotti topici
- massaggi
- pressoterapia
- mesoterapia
- radiofrequenza
- emulsiolipolisi (terapia farmacologica realizzabile per via iniettiva distrettuale con fosfolipidi ipotalamici, carnitina, aminofillina, lidocaina 2%, soluzione fisiologica)
- liposuzione
- lipoapoptosi (terapia farmacologica realizzabile per via iniettiva distrettuale con vitamina C, ferro trivalente, lidocaina 2%, acqua per preparazioni iniettabili)
- carbossiterapia
- lipoclasia osmotica
- ossigenoclasia
- ultrasuonoterapia
- laser terapia
- diatermia

Le indicazioni per il trattamento e la prevenzione della cellulite sono simili alla terapia comportamentale dell'obesità, rispettando quattro principi fondamentali.

1 **Correggere l'alimentazione** in modo tale da evitare l'obesità e compensare eventuali carenze nutrizionali; laddove necessario sarebbe utile integrare l'alimentazione con prodotti a base di rusco, ippocastano, hamamelis virginiana e mirtillo per la stasi venosa e il micro-circolo. Il ginkgo biloba (se non si assumono farmaci anti-aggreganti piastrinici), la centella asiatica, il gambo dell'ananas sono poi utilissimi per migliorare la resistenza del tessuto connettivo.

2 **Assumere un litro e mezzo di acqua al giorno** per idratare il corpo e favorire la diuresi. A volte però questo non basta, quindi è necessario ricorrere all'assunzione di tisane drenanti che agiscono a livello renale sull'eliminazione dei liquidi in eccesso contenenti alcuni dei seguenti attivi come pilosella, spirea, equiseto, ortosiphon, verga d'oro, radice di tarassaco, liquirizia, menta piperita, curcuma, erica, ibisco, sambuco, uva, ribes nero e mirtilli.

3 **Praticare l'esercizio fisico regolarmente** in modo tale da tonificare la muscolatura e migliorare la circolazione.

4 **Modificare altre abitudini scorrette** cercando di dormire un numero adeguato di ore in maniera continuativa, di ridurre lo stress e di non indossare indumenti troppo stretti.

A questi quattro pilastri comuni, va aggiunto un quinto principio specifico per questo problema:

5 **Applicare creme specifiche** contro gli inestetismi della cellulite in maniera costante.

Utilizzare un buon trattamento topico ad azione modellante è fondamentale perché offre alla pelle diversi benefici che sport e alimentazione da soli non riescono a compensare.

IL TRATTAMENTO COSMETICO

È importante sottolineare che il trattamento cosmetico non può vantare azioni farmacologiche, di conseguenza quando parliamo di trattamenti anticellulite, stiamo bensì parlando di coadiuvanti cosmetici atti a migliorare l'aspetto dell'inestetismo della cellulite. Questo è supportato dal fatto che, essendo la pannicolopatia una condizione multifattoriale, essa è caratterizzata dal coinvolgimento di più fattori sui quali agire contemporaneamente.

CELLULITE

Un buon trattamento cosmetico anticellulite deve lavorare su più fronti:
- migliorare il microcircolo sottocutaneo riducendo la perdita di liquidi interstiziali;
- stimolare la lipolisi riducendo gli accumuli di grasso;
- ridurre i fascicoli fibrosi che creano il fastidioso effetto a grappolo;
- tonificare la pelle rendendola più turgida ed elastica per un aspetto liscio e compatto.

LE SOSTANZE CONTRO LA CELLULITE

Le sostanze funzionali utilizzate per il trattamento della cellulite non agiscono tutte allo stesso livello e con lo stesso meccanismo d'azione, ma troveremo gruppi di attivi che agiranno in maniera sinergica per contrastare gli inestetismi della cellulite. Volendo fare una classificazione generale avremo i seguenti gruppi di sostanze.

1. **Sostanze che agiscono sulla lipolisi:** nel trattamento cosmetico della cellulite le sostanze attive più utilizzate sono le xantine metilate, come la caffeina, la teobromina (derivato del cacao) e la teofillina (derivato del tè) oppure lo iodio, le alghe brune, la fosfatidilcolina (un fosfolipide in grado di sciogliere i grassi). Tali sostanze favoriscono la lipolisi ovvero lo scioglimento dei grassi, evitando la formazione di edema.

2. **Sostanze che agiscono sul drenaggio**: queste sostanze agiscono sui reni favorendo l'eliminazione dei liquidi in eccesso attraverso le urine. L'ippocastano, l'ananas, la betulla, il cetriolo, la pilosella, la centella, l'ortosiphon e l'estratto di arancio contrastano la stasi dei liquidi in eccesso favorendo il drenaggio.
3. **Sostanze che attivano il microcircolo**: estratti di arnica, capsico, centella asiatica, cramberry, ginkgo, polygonum capsidatum, fonte di resveratrolo che è un potente antiossidante e coadiuvante del microcircolo.
4. **Sostanze con azione collagenolitica:** sono quelle sostanze in grado di agire rompendo selettivamente le catene di collagene che avvolgono gli adipociti. Generalmente si tratta di molecole brevettate contenenti collagenasi biotecnologica ed estratti di centella.

I TIPI DI COSMETICI A DISPOSIZIONE

I cosmetici disponibili sono veramente tanti e la scelta del prodotto più indicato diventa veramente difficile.

LE CREME E GLI OLI DA MASSAGGIO AD AZIONE RINFRESCANTE O RUBEFACENTE

Servono a favorire la vasodilatazione o la vasocostrizione. Il mentolo, per esempio, per uso topico è utilizzato per la sua azione tonica e rinfrescante sulla muscolatura, infatti viene spesso usato nella preparazione di creme e unguenti per migliorare la circolazione sanguigna negli arti inferiori; la capsaicina al contrario crea un arrossamento cutaneo lieve poiché è una sostanza che vasodilata creando una congestione temporanea. Questo effetto caldo/freddo non sempre è ben tollerato dalle pelli sensibili, andrebbe sconsigliato in particolar modo a coloro che soffrono di fragilità capillare.

I FANGHI

Si tratta di preparati cosmetici utilizzati come trattamento intensivo sugli inestetismi della cellulite. Sono composti da melme ottenute inglobando acque termali in sostanze argillose arricchite di oligoelementi, essenze, alghe o plancton. La loro applicazione genera un aumento della temperatura locale favorendo la sudorazione e la riattivazione del microcircolo con riduzione dell'effetto a buccia d'arancio e ristagno di liquidi. Anche in questo caso sconsiglieremo il loro utilizzo in soggetti con fragilità capillare e disturbi varicosi. In gravidanza, poi, l'utilizzo andrebbe sconsigliato in via cautelativa a tutti i soggetti. Particolare attenzione andrebbe rivolta ai fanghi arricchiti con estratti di alghe, come alcuni famosi brand, limitandone l'utilizzo nei pazienti con particolare sensibilità allo iodio.

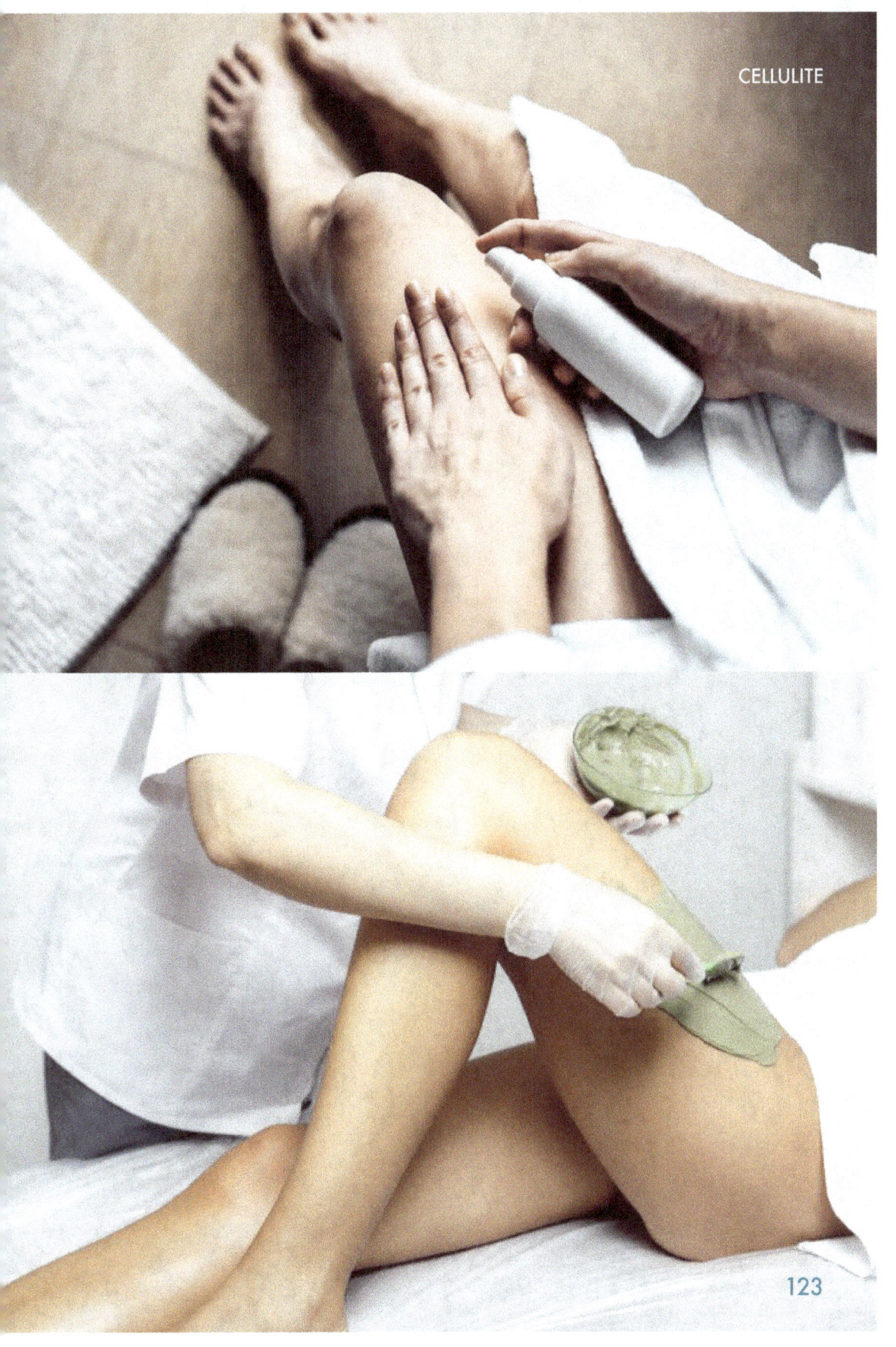
CELLULITE

LA CREMA NOTTE

È un trattamento cosmetico ad azione graduale, da utilizzare tutti i giorni per un limitato periodo di tempo, solitamente è il rimedio meglio tollerato da tutti. L'azione di questo tipo di creme è graduale, in quanto cedono i principi attivi alla pelle in modo lento e progressivo, senza provocare shock termici localizzati. Generalmente questo tipo di rimedio riesce ad agire in maniera completa su tutti gli inestetismi correlati alla pannicolopatia, dalla tonicità cutanea alla lipolisi, lasciando la pelle morbida e nutrita.

GLI SCRUB

Sono fondamentali come trattamento preliminare per riattivare il microcircolo sottocutaneo e tonificare la pelle tramite il massaggio. In alcuni casi possono essere arricchiti con alfa-idrossiacidi per abbinare l'esfoliazione meccanica a quella chimica. Questo tipo di pre-trattamento favorirà un maggiore assorbimento dei principi attivi e di conseguenza una maggiore efficacia del trattamento cosmetico.

I SALI MARINI

Famosi sono i sali del Mar Morto, costituiti da una miscela di diversi oligoelementi come il cloruro di sodio, il cloruro di magnesio, il cloruro di potassio e il cloruro di calcio (a differenza degli altri sali marini non contengono concentrazioni elevate di cloruro di sodio), che agiscono attraverso i pori della pelle mediante un effetto osmotico. In altre parole, da un lato cedono alla pelle minerali e oligoelementi e, nel contempo, il corpo rilascia liquidi e tossine. Sconsigliati in gravidanza. Molto di moda è l'utilizzo di bendaggi arricchiti di sale marino per un'azione ad urto sull'adipe in eccesso.

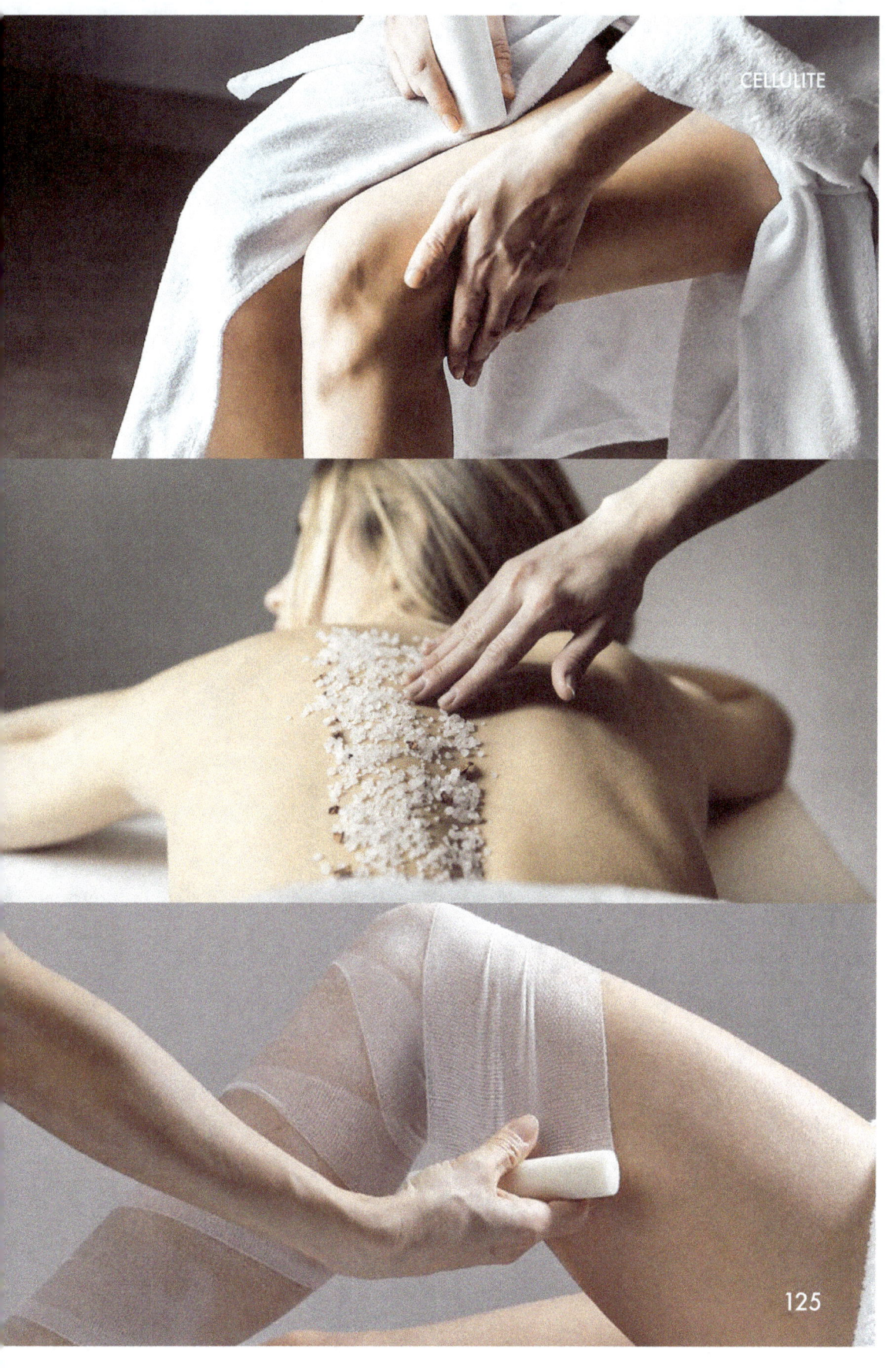

CELLULITE

CURIOSITÀ

Il digiuno è un comportamento alimentare estremo che può accentuare l'inestetismo della cellulite, questo perché i muscoli di sostegno della cute si indeboliscono causando lassità cutanea. Inoltre, il digiuno non serve a sciogliere le riserve di grasso che concorrono a formare il tessuto fibroso della cellulite. Meglio optare per un'alimentazione varia e completa di tutti i nutrienti necessari. Aiuta un'alimentazione ricca di frutta, verdura, cereali integrali, proteine, legumi e grassi buoni come l'olio di oliva e l'olio contenuto nel pesce. Importante poi ridurre il contenuto di sale negli alimenti, evitare alcolici, cibi precotti e inscatolati.

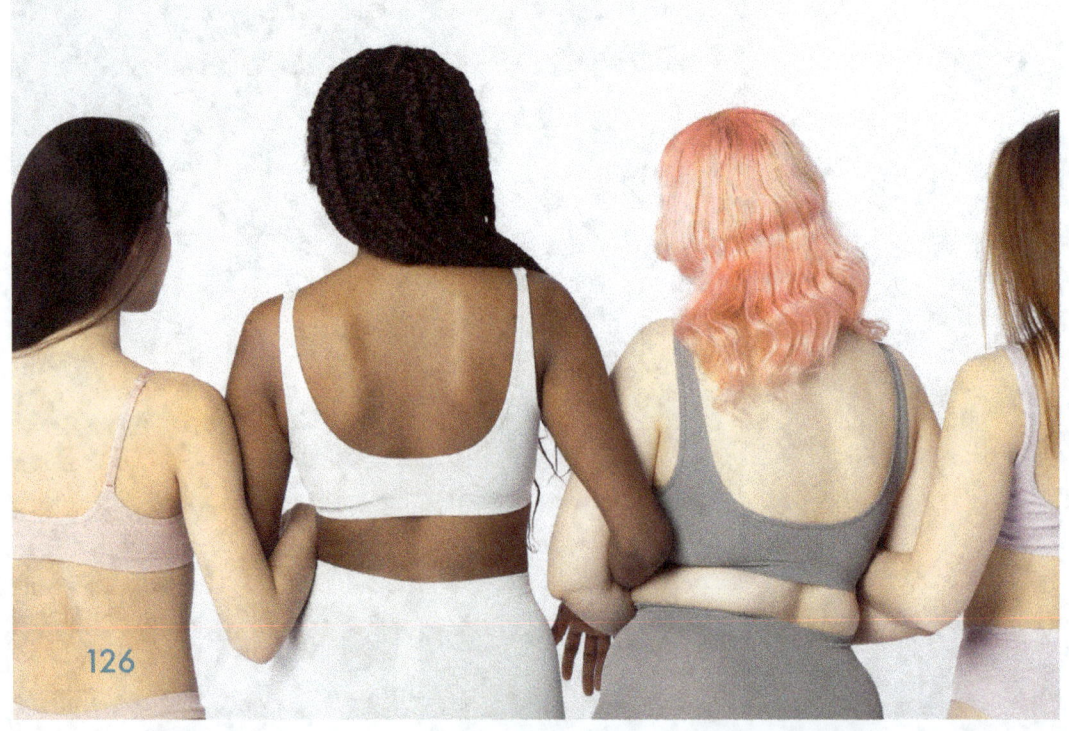

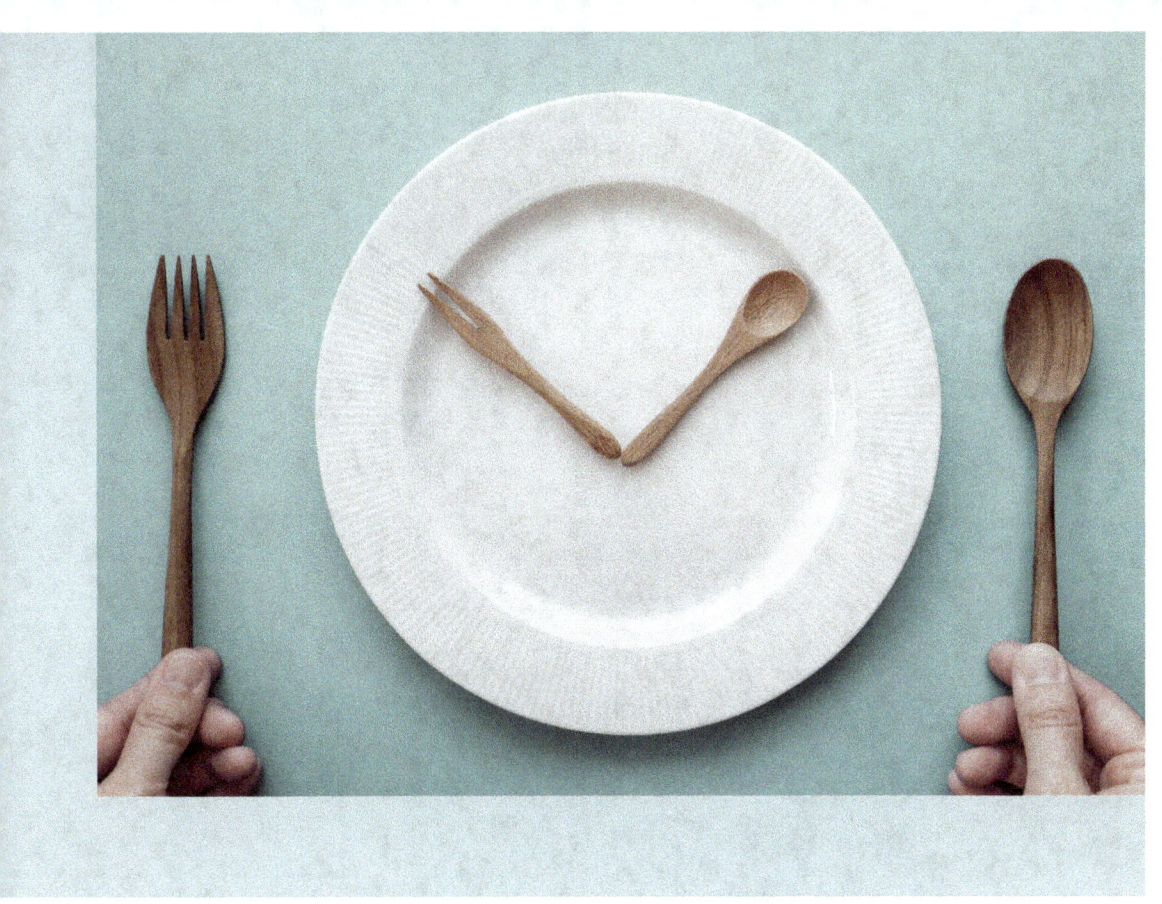

FALSI MITI

Solo le persone in sovrappeso hanno la cellulite? Falso! I due fenomeni possono accompagnarsi ma non necessariamente, la cellulite è un inestetismo che può coinvolgere tutti poiché si tratta di un problema multifattoriale. In particolare, uno dei principali fattori è il cattivo ritorno venoso, causa di ristagni liquidi e di accumulo di tossine nei tessuti che, mescolandosi al normale grasso cutaneo e al tessuto fibroso, forma appunto la cellulite.

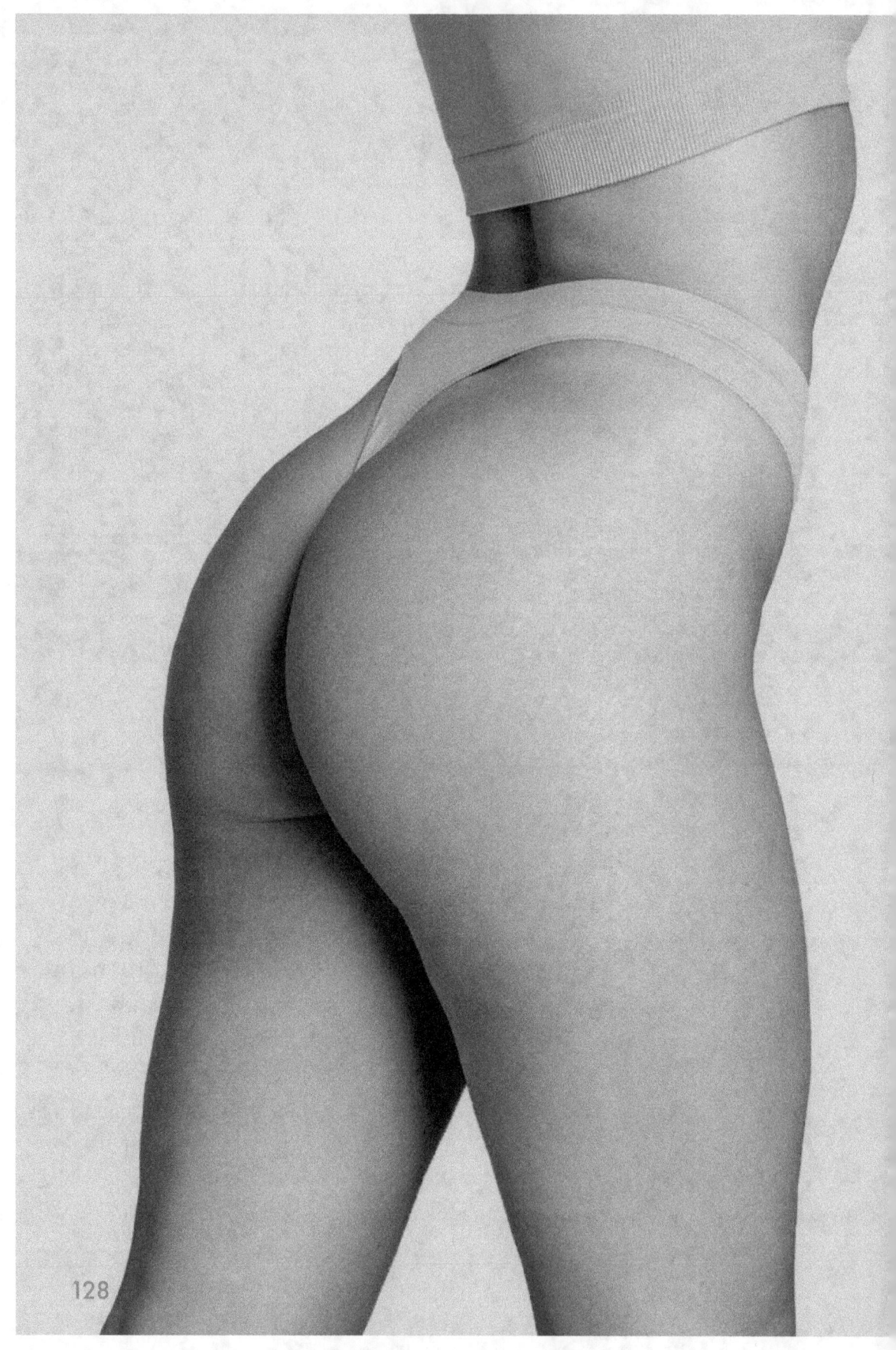

11 SMAGLIATURE

Le smagliature possono essere un vero e proprio disagio psicologico e sociale che ha la sua massima espressione nel periodo estivo in concomitanza all'esposizione solare.
La nostra pelle si ritrova spesso a dover accompagnare i cambiamenti del corpo: tutte le volte che decidiamo di metterci a dieta e tutte le volte che riprendiamo peso rapidamente, subisce uno stress notevole in particolare, nelle donne, nei punti di maggiore espressività femminile, seno e fianchi.

L'incidenza nella popolazione femminile è di 2,5 volte superiore a quella degli uomini, in particolare nella fascia di età compresa tra i dieci e i sedici anni, quando il corpo comincia a manifestare i primi cambiamenti.
Questi inestetismi sono frequenti nei soggetti obesi (come conseguenza della rapida variazione di peso), negli atleti oppure, più raramente, in caso di patologie specifiche. Fra queste alcune patologie genetiche e la malattia di Cushing, che provoca una iper-produzione di cortisolo.
Raramente, le smagliature possono essere legate a malattie come quella di Cushing, che provoca una iper-produzione di cortisolo, o patologie genetiche. Possono inoltre essere causate da una terapia farmacologica prolungata a base di corticosteroidi o in generale, secondo la teoria endocrina, dal rilascio di cortisolo, che indebolisce l'elastina contenuta nella pelle, aumentando le condizioni di stress.

Le smagliature sono delle alterazioni cutanee che colpiscono il derma, lo strato più profondo della pelle. In questa zona avviene una frattura delle fibre di collagene che genera una sorta di cicatrice. Questa provoca a livello dell'epidermide, lo strato superiore, delle vere e proprie depressioni più o meno sottili dette linee cicatriziali, che prendono inizialmente il colore rosso o violaceo, per diventare poi bianche.
Le smagliature assumono caratteristiche e colorazioni differenti in base allo stadio in cui si trovano, mentre le loro dimensioni rimangono bene o male le stesse (tra 1 e 10 mm di larghezza per diversi cm di lunghezza), di forma spesso irregolare. Al tatto sono zone cutanee prive di tono e, sotto le dita, sembrano flaccide e testimoniano la perdita di elasticità cutanea. Si localizzano generalmente su fianchi, cosce, addome, glutei, seno e interno braccia, negli uomini si possono formare in alcuni casi anche dietro la schiena.

La principale causa della formazione delle smagliature è proprio la perdita di elasticità dovuta alle rapide variazioni di peso (il cosiddetto "effetto fisarmonica"), che facilita la rottura delle fibre di collagene e può provocare lo stiramento dei vasi con mancato afflusso sanguigno e conseguente ristagno delle scorie. Non è un caso, infatti, che tendano a comparire proprio in quelle zone dov'è più facile perdere o accumulare peso.
Sono da considerarsi fattori di rischio le rapide variazioni di peso, la predisposizione genetica, gli interventi chirurgici quali la mastoplastica additiva, il sovrappeso o la denutrizione, anche dovuta – almeno in Occidente – a una dieta troppo rigida.

GRAVIDANZA E SMAGLIATURE

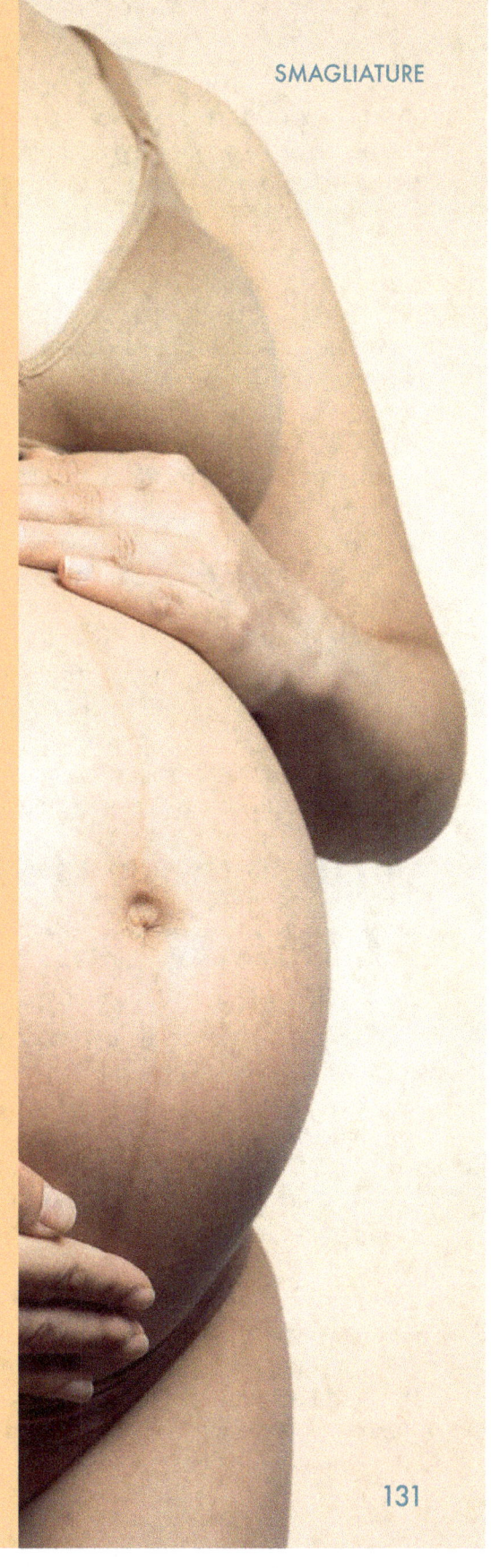

La formazione di smagliature durante la gravidanza è una condizione che colpisce il 90 per cento delle donne, si tratta di un disturbo molto comune legato alla variazione di peso e agli sbalzi ormonali. Con il progressivo aumento del pancione, la pelle subisce uno stress meccanico notevole, con progressiva perdita di elasticità, conseguente infiammazione del derma e formazione di striature simili a cicatrici sulla superficie cutanea.

Nella fase iniziale assumono una colorazione rossastra per poi diventare bianche dopo un po' di tempo. Le zone maggiormente colpite da questi cambiamenti sono pancia e seno.

La componente genetica è un fattore rilevante per la predisposizione delle smagliature in gravidanza, ma quello ormonale ha un ruolo più importante: le donne giovani, infatti, hanno un rischio maggiore di formare le smagliature rispetto a donne più mature, in quanto lo sbalzo ormonale è maggiore.

Questi inestetismi compaiono in gravidanza generalmente tra il sesto e l'ottavo mese, periodo in cui la tensione addominale è maggiore. Non solo per un fatto meramente meccanico di ingrossamento del ventre, ma lo stress psico-fisico provocato dalla considerevole variazione di peso porta, a sua volta, a una grande produzione di cortisolo attorno al sesto mese, favorendo la formazione di smagliature sulla pancia, che sarà poi colpita dalla rapida diminuzione di peso dopo il parto, con conseguente rottura delle fibre connettive. Inoltre, la relaxina prodotta a seguito dello sbalzo ormonale genera modificazione a livello del tessuto cutaneo. Lo stesso discorso vale ovviamente per il seno, che sarà ingrossato dall'allattamento.

Prevenire le smagliature in gravidanza sarà meglio che curarle, quindi è importante divulgare queste informazioni ai nostri pazienti. La cosa importante è seguire una giusta dieta durante la gestazione, senza prendere più chili del dovuto per ridurre la trazione tissutale. Mangiare regolarmente frutta secca, verdura, legumi, pesce e oli vegetali, per il giusto apporto di vitamine e fibre, e le proteine necessarie, per fornire gli aminoacidi alla base della sintesi proteica per la costruzione di nuova matrice cellulare, e grassi sani come gli omega 3.

Si dovrebbe cercare poi di seguire un allenamento costante: è sufficiente anche mezz'ora di camminata al giorno e del sano yoga. Indossare abiti di sostegno sì, ma che non creino schiacciamento, per non ostacolare il nutrimento dei tessuti e il turnover cellulare.

Idratarsi regolarmente per combattere la ritenzione idrica e concedersi qualche massaggio drenante dal terzo mese in avanti all'interno di centri specializzati.

Già dai primi mesi è infine importante trattare la pelle con creme o oli idratanti e nutrienti in modo da prevenire la formazione delle smagliature.

Far sparire completamente le striature cutanee è difficile, tuttavia ci sono molti sistemi che permettono di migliorarne nettamente l'aspetto.

TERAPIE FARMACOLOGICHE E COSMETICHE

Un rimedio che spesso viene indicato dallo specialista è l'uso di creme a base di retinoidi come la tretinoina, un derivato della vitamina A utilizzato anche per il trattamento dell'acne. La sua azione è molto efficace sulle smagliature di recente formazione di color rossastro-violaceo in quanto favorisce la creazione di nuove fibre di collagene. Il suo utilizzo, tuttavia, è vietato in gravidanza a causa della sua azione teratogena sul feto (produce malformazioni nell'embrione). Oltre ad essere sconsigliate alle donne in dolce attesa, queste creme hanno scarso effetto sulle smagliature di vecchia data.

Altro rimedio è l'acido glicolico, un alfa-idrossiacido molto utilizzato nei cosmetici in quanto aiuta a stimolare nuove fibre di collagene ed esfolia gli strati superficiali della pelle, per indurre la rigenerazione del tessuto cutaneo.

Tra i rimedi naturali più utilizzati dietro consiglio di un esperto o del proprio farmacista abbiamo le creme a base di burro di karité, ricco di antiossidanti come la vitamina E e la vitamina A, utili per nutrire e proteggere la cute.

L'olio di mandorle è molto utilizzato per il trattamento delle smagliature rosse, date le sue proprietà elasticizzanti. Contiene vitamine del gruppo B ed E e lo ritroviamo nella maggior parte delle preparazioni cosmetiche indicate per questa problematica.

L'*Echinacea angustifolia* è un fito-complesso ricco di glicosidi fenilpropanoidici, acido cinnamico e glicosilati, che proteggono la degradazione dell'acido glicolico della pelle.

L'equiseto o *equisetum* arvense ha proprietà abrasive ed è un coadiuvante nei trattamenti esfolianti per mantenere l'elasticità cutanea.

L'olivello spinoso (*Hippophae rhamnoides*) ha proprietà capillarotrope stimolanti sul microcircolo e antiperossidative (inibizione dell'enzima perossidasi che farorisce le reazioni di ossidazione).

L'ippocastano (*Aesculus hippocastanum*), che contiene escina e saponina, ha azione protettiva sui capillari, aumentandone la resistenza e riducendone la permeabilità, molto utile per la prevenzione delle smagliature.

Inoltre cosmetici arricchiti con collagene, elastina e acido ialuronico possono favorire un buon mantenimento del trofismo cutaneo.

TECNICHE DI RIMOZIONE NON FARMACOLOGICHE

Tra le tecniche alternative non farmacologiche praticate per eliminare le smagliature di vecchia formazione abbiamo le seguenti.

- **Microdermoabrasione**. Consiste in un getto di micro-cristalli di alluminio che agisce sulla smagliatura favorendone l'esfoliazione con un vero e proprio bombardamento mirato. La pelle, dopo il trattamento, è più liscia e le smagliature meno visibili. Questo sistema, nato in Italia, è riconosciuto come il più efficace contro le smagliature di vecchia data.
- **Ripigmentazione**. È molto utile anch'essa per il trattamento di smagliature di vecchia data e consiste nella stimolazione della melanina all'interno della cute. La possiamo definire una tecnica volta a mascherare più che a trattare l'inestetismo.
- **Laser terapia.** Stimola la produzione di collagene e di elastina mediante un fascio di luce pulsata sulla smagliatura.
- **Fototermoemolisi frazionata**. Stimola la sintesi di nuove cellule con conseguente produzione di collagene ed elastina.

Questi tipi di trattamenti risultano essere molto efficaci ma il messaggio importante da trasmettere è la cura quotidiana e la prevenzione, dato che una pelle con predisposizione genetica alla formazione delle smagliature anche dopo un trattamento ad urto può manifestare nuovamente l'inestetismo. È importante dunque prendersi cura di sé ogni giorno e, anche in questo caso, è raccomandabile proteggere la pelle colpita dall'inestetismo con filtri di protezione UV durante l'esposizione al sole.

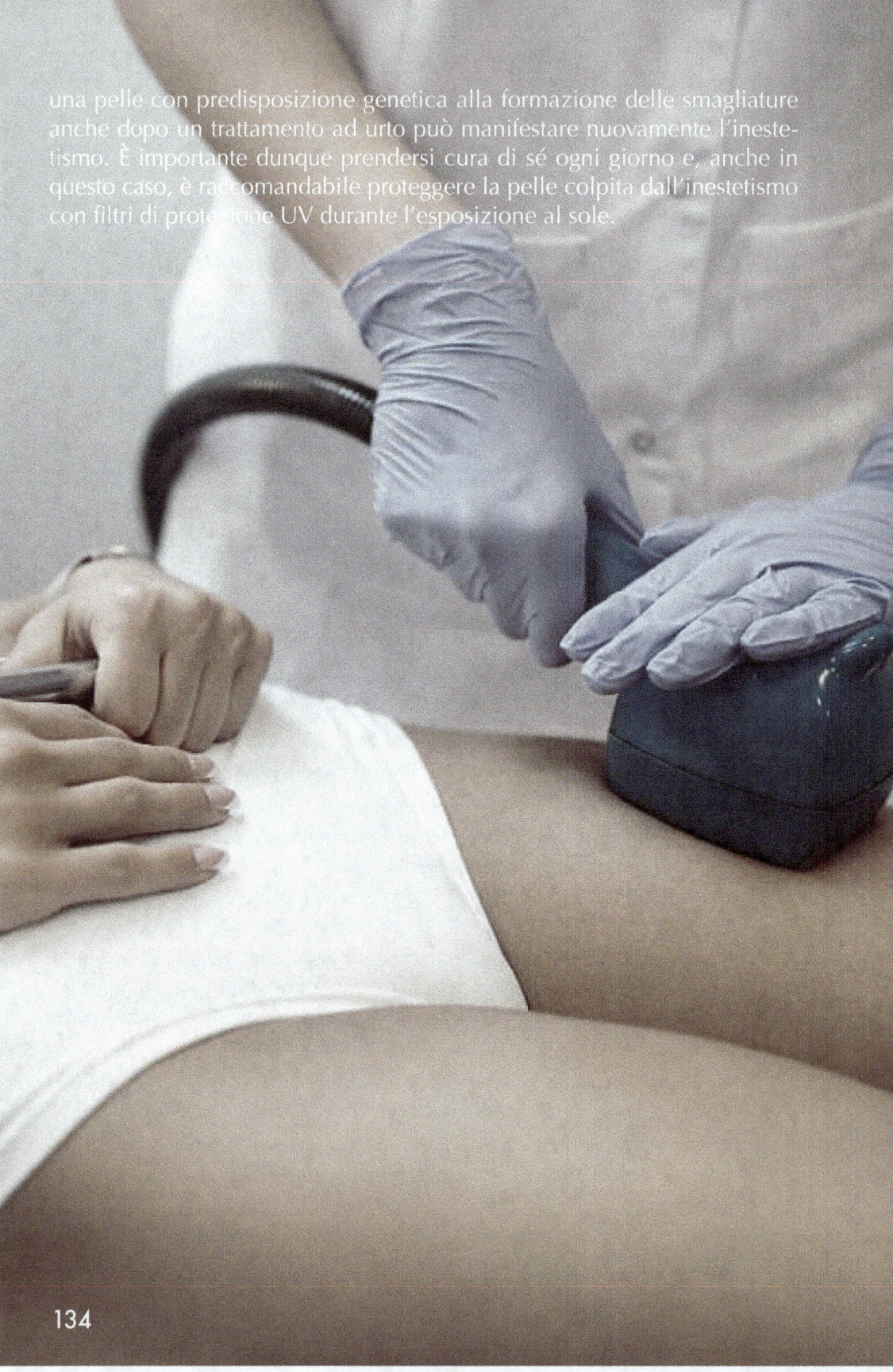

CURIOSITÀ

Spesso utilizziamo le creme per il corpo idratanti o elasticizzanti anche per il viso. Questa abitudine è sbagliata poiché le creme per il corpo sono rivolte ad una tipologia di pelle differente rispetto a quella del viso, che è senz'altro più delicata, più ricca di ghiandole sebacee e più sottile. Infatti, le creme per il corpo hanno una maggiore densità e sono spesso arricchite con attivi volti a mirare specifici inestetismi come cellulite e smagliature. Inoltre all'interno delle creme corpo è solitamente presente una concentrazione più elevata di profumi che sul viso può creare irritazioni.

FALSI MITI

Le lampade solari aiutano a nascondere le smagliature? Falso. Le lampade hanno scarsi effetti sulle zone 'critiche', che, nonostante l'esposizione ai raggi, avranno sempre un colorito più chiaro rispetto al resto del corpo. Paradossalmente, anziché renderle meno visibili, le lampade tendono ad aumentare l'irregolarità cromatica con effetto a macchia di leopardo.

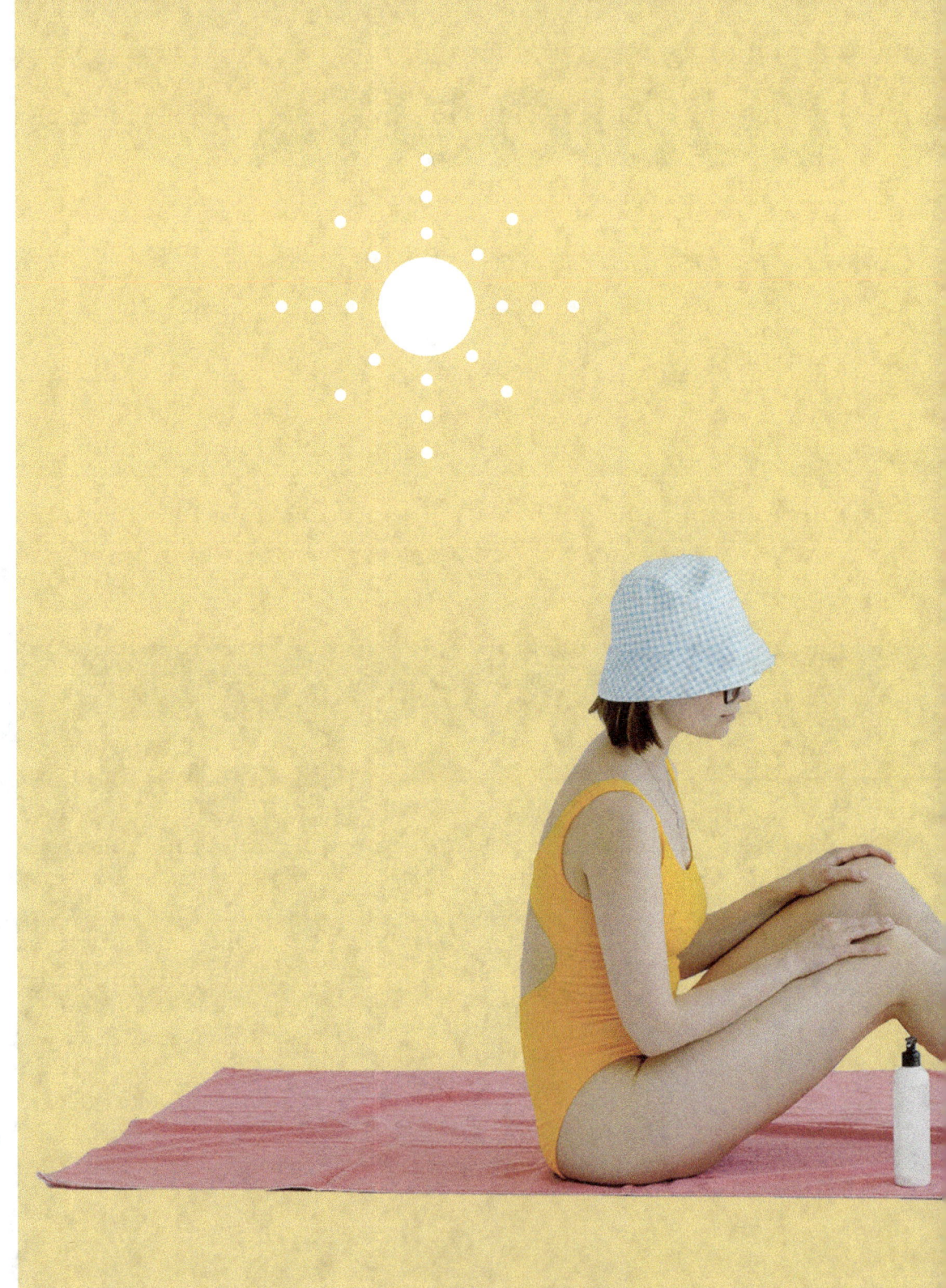

12 FILTRI SOLARI

I filtri solari o filtri UV sono "sostanze destinate esclusivamente o prevalentemente a proteggere la pelle da determinate radiazioni UV attraverso l'assorbimento, la riflessione o la diffusione delle radiazioni UV". Così si legge all'articolo 2 del regolamento comunitario europeo sui prodotti cosmetici (Regolamento CE n.1223/2009 del 30 novembre 2009). Quindi il cosmetico applicato sulla pelle contenente il filtro solare forma uno scudo protettivo nei confronti dei danni che il sole potrebbe causare sulla nostra pelle.
L'esigenza dell'uomo di proteggere la pelle dai danni dell'eccessiva esposizione solare, anche se può sembrare strano, nasce già dai tempi della preistoria, quando l'uomo iniziò a coprirsi con delle pelli di animali. Non servivano soltanto per ripararsi dal freddo ma, via via che perdeva la peluria naturale, anche per schermarsi dal sole.

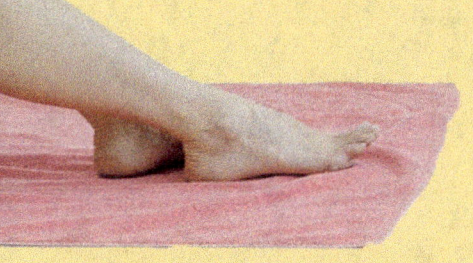

L'introduzione dei primi filtri solarei nasce grazie a Friedrich Hammer, il quale scoprì la capacità di alcune sostanze di proteggere dalle scottature del sole e, sulla base di questa sua scoperta, nel 1928, negli Stati Uniti, venne creato il primo filtro solare.

Da quel momento in poi vennero studiate tantissime molecole foto-protettive ma solo agli inizi degli anni '90, con l'introduzione di materie inorganiche, venne creato un vero e proprio filtro solare efficace per tutti i tipi di pelli, anche le più sensibili. Da lì in poi ci furono dei perfezionamenti formulativi con l'introduzione di sostanze eco-compatibili.

Ma vediamo nello specifico cosa sono i famosi raggi UV e perché sono così dannosi per la pelle. I raggi UV, ovvero i raggi ultravioletti, non sono altro che onde elettromagnetiche le cui frequenze si collocano tra quelle della luce visibile e quelle delle radiazioni ionizzanti (raggi X e raggi gamma).

Nello specifico, i raggi UVA sono quelli che hanno maggiori lunghezze d'onda e, per questo, possono penetrare negli strati più profondi dell'epidermide. Rappresentano la stragrande maggioranza (ben il 95%) dei raggi UV che raggiungono la superficie terrestre. L'abbronzatura che genera questo tipo di radiazioni è immediata ma solo temporanea. Causano la formazione di radicali liberi sulla pelle che alterano le cellule e le fibre di sostegno, provocando quello che chiamiamo foto-invecchiamento cutaneo.

I raggi UVB, invece, hanno lunghezze d'onda intermedie, non superano gli strati superficiali della pelle e sono assorbiti dallo strato corneo. Sono questi i veri responsabili della produzione di vitamina D3 (o colecalciferolo) nello strato basale dell'epidermide che, oltre alle tante e importantissime funzioni di sostegno al sistema immunitario (fra cui quella di sentinella contro le mutazioni genetiche delle cellule), hanno anche quella di fissare il calcio nelle ossa, senza contare il ruolo fondamentale per la struttura dell'epidermide stessa. Una moderata esposizione ad esse favorisce l'abbronzatura, mentre un'esposizione eccessiva causa i cosiddetti colpi di sole. Per i fototipi più chiari sono sufficienti 15 minuti di esposizione giornaliera, per i fototipi IV e V è necessario un periodo di esposizione sei volte maggiore per assorbire il fabbisogno giornaliero di vitamina D3.

Il fabbisogno giornaliero di vitamina D varia a seconda dell'età. Si parte dalle 400 unità al giorno, in assenza di fattori di rischio. Le dosi possono variare e arrivare fino a 1.000 unità al giorno in presenza di fattori di rischio o deficit. È consigliabile fare un esame del sangue annuale, vista la grande importanza di questa vitamina ormone.

I raggi UVC, infine, sono i più dannosi ma fortunatamente non raggiungono la superficie terrestre, perché vengono assorbiti dallo strato di ozono

FILTRI SOLARI

presente nell'atmosfera. Ecco perché il cosiddetto buco dell'ozono è potenzialmente molto pericoloso.

L'intensità delle radiazioni UV aumenta con l'altitudine (ogni 1000 metri di altezza i livelli di UV crescono del 10-12%) e dell'altezza del sole (specialmente verso mezzogiorno nei mesi estivi) e al diminuire della latitudine e della nuvolosità. Altri fattori ambientali che influiscono sui livelli di UV sono lo strato di ozono e la capacità riflettente della superficie terrestre (la neve riflette circa l'80% delle radiazioni UV, la sabbia asciutta della spiaggia circa il 15% e la schiuma del mare circa il 25%).
Tra i vari fattori bisogna considerare anche la stagionalità. In una bella giornata invernale si può passeggiare nel parco anche alle ore centrali della giornata senza la paura di scottarsi. Durante la primavera, però, il primo sole può cogliere impreparate le persone con fototipi chiari, che rischiano scottature anche ad aprile in città. Il periodo in cui bisogna fare maggiore attenzione, nell'emisfero settentrionale, va da maggio a settembre, mentre, nell'emisfero meridionale, va da novembre a marzo.
Gli effetti dannosi dei raggi UV possono essere sia di breve termine, con la comparsa di eritemi solari, sia di lungo termine, con la formazione di tumori. Non fa differenza se siano quelli naturali del sole o quelli prodotti dalle lampade sola-

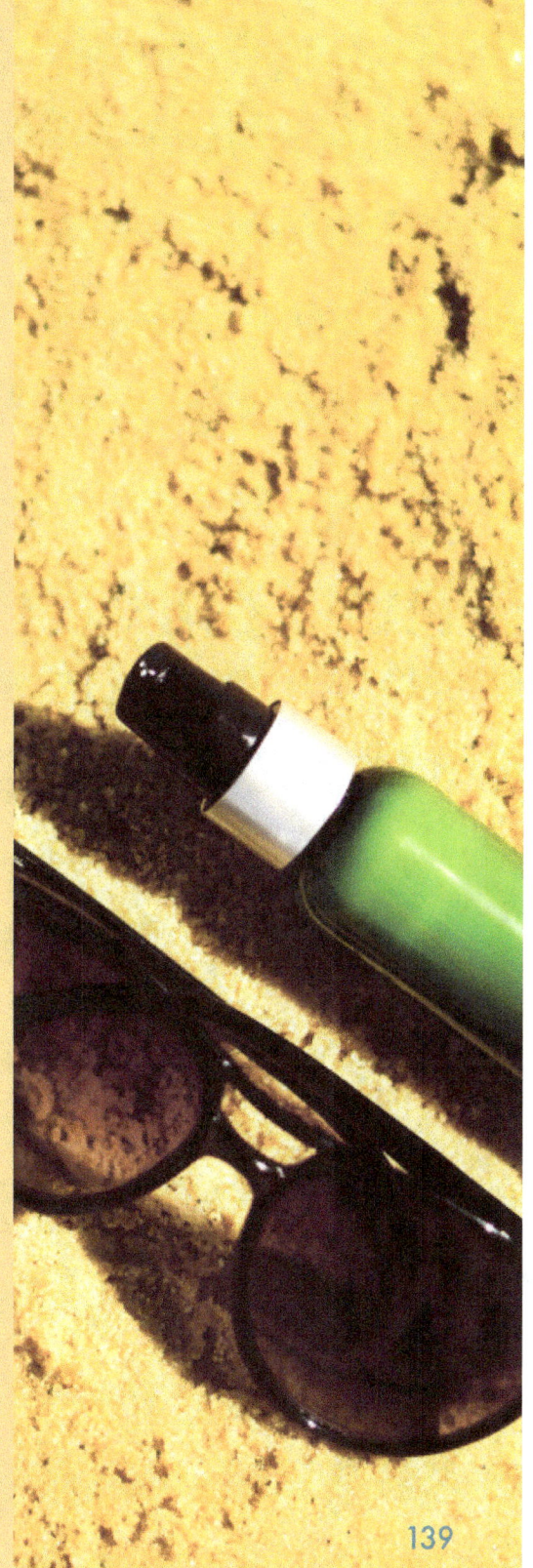

ri, in ogni caso possono essere dannosi per la pelle e vengono classificati dall'Organizzazione mondiale della sanità (OMS) fra i cancerogeni certi.
Il filtro UV ideale dovrebbe proteggere dai raggi UVB, UVA ed eventualmente anche al visibile dell'infrarosso (IR). Dovrebbe inoltre resistere all'acqua e al sudore, risultare foto stabile per proteggere a lungo e, non da ultimo, accettabile dal punto di vista cosmetico.

L'abbronzatura ha la funzione di protezione naturale prima ancora che essere un fattore estetico, ma non è sufficiente, in quanto la produzione di melanina è determinata geneticamente e, seppur esponendoci al sole stimoliamo le cellule a produrne alte concentrazioni, c'è un limite oltre il quale non se ne può creare. Si stima che un fototipo VI della scala Fitzpatrick, cioè con pelle marrone scuro o nera, il grado di protezione è comparabile ad un SPF 10-15. La pelle abbronzata può comunque subire danni come l'eritema o ustioni se esposta in maniera eccessiva.

FILTRI CHIMICI O ORGANICI

I filtri chimici od organici sono sostanze in grado di penetrare la superficie cutanea e di assorbire una parte dei raggi UV conservandone l'energia sotto forma di lunghezze d'onda non dannose per la cute.
Questi filtri possono essere suddivisi in filtri di protezione UVA, UVB o completi (i raggi UVA hanno una lunghezza d'onda di 315-400 nm, mentre i raggi UVB hanno una lunghezza d'onda di 280-315 nm), in base al loro spettro di protezione.
I filtri chimici sono un gruppo eterogeneo di sostanze organiche la cui struttura è in grado di assorbire e neutralizzare i raggi UV trasformandoli in una forma energeticamente meno dannosa. Inoltre, sono in grado di selezionare i raggi UV da

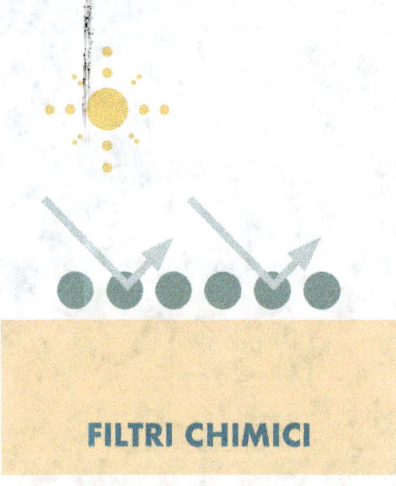

FILTRI CHIMICI

FILTRI SOLARI

filtrare favorendo in parte l'abbronzatura della pelle. Una parte di essi, una volta entrati in contatto con le radiazioni UV, si esauriscono perdendo la loro efficacia protettiva. In alcuni casi, addirittura, queste molecole, dopo la loro eccitazione fotochimica, si trasformano in derivati dannosi per la pelle causando tossicità locale e sistemica, con coinvolgimento del sistema immunitario ed endocrino.

Ogni filtro chimico ha un range di assorbimento piuttosto ristretto, quindi è consigliabile unire più molecole per ottenere un'azione sinergica. I filtri chimici maggiormente utilizzati sono l'*Ethylhexyl Methoxycinnamate* (UVB) e il *Butyl Methoxydibenzoylmethane* (UVA). Alcuni filtri protettivi come il PABA e i suoi derivati sono stati vietati in Unione Europea e in altri Paesi del mondo.

È possibile consultare l'elenco di tutti i filtri solari ammessi per uso cosmetico nell'Unione Europea nell'allegato VI del regolamento n° 1223/2009. Altri esempi di filtri chimici sono:

OCTINOXATE

un filtro fotostabile se usato da solo o in associazione con *Octocrylene* e il *Drometrizoletrisiloxane*. Agisce solo sui raggi UVB;

OCTOCRYLENE

protegge principalmente dai raggi UVB e, in misura ridotta, dagli UVA. Considerato sicuro se utilizzato a concentrazioni non superiori al 10%, viene anche usato per stabilizzare l'Avobenzone, filtro chimico efficace contro gli UVA, fornendo una protezione ottimale;

BIS-ETHYLHEXYLOXYPHENOL METHOXYPHENYL TRIAZINE

protegge sia dagli UVB che UVA, rendendolo uno dei filtri ideali per la prevenzione dei danni solari;

ETHYLHEXYL TRIAZONE

è un filtro UVB molto efficace a basse concentrazioni, la sua natura polare gli conferisce una buona affinità con la pelle pur non penetrando in profondità, e ciò consente formulazioni resistenti all'acqua;

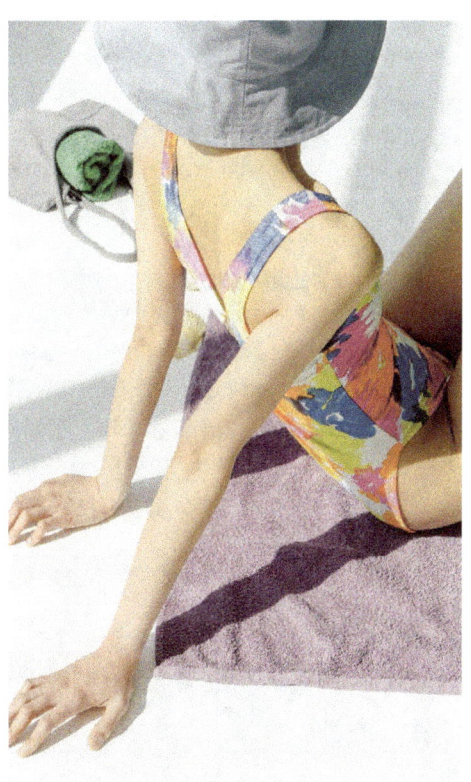

HOMOSALATE

è un salicilato con azione protettiva contro gli UVB molto efficace ma non protegge dai raggi UVA, in alcuni casi può creare reazioni di sensibilizzazione in alcuni soggetti.

FILTRI FISICI O INORGANICI

I filtri inorganici sono costituiti maggiormente da particelle di origine minerale, come ad esempio il biossido di titanio. Queste molecole sono capaci di costruire una superficie sulla cute che riflette i raggi UV. Possiamo dunque dire che i filtri fisici si distinguono dai filtri chimici per la loro capacità di attenuare l'irraggiamento di tutto lo spettro UV, mentre i filtri chimici devono essere combinati tra loro per ottenere una protezione maggiore.

La soluzione migliore è quella di utilizzare diversi tipi di filtri solari in combinazione per ottenere un effetto sinergico e una protezione solare completa. I filtri fisici sono caratterizzati da un alto potere coprente, riflettente e disperdente delle radiazioni solari. L'Unione Europea ha autorizzato l'utilizzo esclusivo di due tipi di filtri inorganici: l'ossido di titanio (TiO_2) e l'ossido di zinco (ZnO).

L'ossido di zinco protegge molto bene nei confronti dei raggi UVA, mentre è un filtro UVB molto scarso. L'ossido di titanio, invece, protegge maggiormente dai raggi UVB anziché dai UVA. L'ossido di titanio inoltre lascia sulla pelle l'alone biancastro, mentre l'ossido di zinco è più trasparente sulla cute. Per aumentare le loro proprietà schermanti questi due composti vengono opportunamente micronizzati.

I filtri fisici risultano più sicuri rispetto ai chimici e per questo motivo vengono utilizzati per i cosmetici destinati in particolare all'utilizzo sui bambini e neonati. Tuttavia, anche l'ossido di titanio ha sollevato delle criticità poiché il suo utilizzo sotto forma di nanoparticelle (da 1 a 100 nm) può causare tossicità polmonare e infiammazione delle vie respiratore. Di conseguenza, il loro utilizzo nei cosmetici è consentito fino ad un massimo del 25% della formulazione dalla legislazione europea (Allegato III del regolamento comunitario sui prodotti cosmetici; regolamento CE 1223/009).

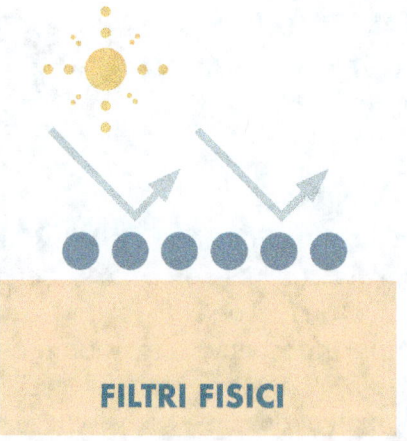

FILTRI FISICI

SPF E PPD

L'SPF (Sun Protection Factor) è il fattore di protezione solare, ovvero un parametro numerico che esprime l'efficacia di un prodotto (o del filtro solare in esso contenuto) nel proteggere la pelle dalle radiazioni solari. Più questo valore numerico è alto, maggiore sarà l'efficacia protettiva del filtro solare. Il fattore di protezione si riferisce esclusivamente alla copertura contro i raggi UVB.
Ad esempio, un SPF 20 indica che nella pelle penetra solo 1/20 della radiazione solare. Nel caso dell'SPF 50 vuol dire che nella pelle penetra solamente 1/50 della radiazione incidente. Il grado di protezione si può distinguere in basso, medio, alto, molto alto e ultra.

In etichetta non possono essere usate diciture come "schermo totale" o "protezione totale" che lasciano presupporre una protezione del 100% dai raggi UV, oppure "prevenzione per tutto il giorno" che lasciano intendere non sia necessario riapplicare il prodotto.

Per la determinazione numerica della protezione UVA, il metodo di calcolo è molto simile all'SPF ma si esprime in PPD (Persistent Pigment Darkening) e IPD (Immediate Pigment Darkening), che misurano il parametro biologico della pigmentazione immediata o permanente, oppure UVA-PF (UVA Protection Factor), che misura la minima risposta eritematosa e soprattutto la colorazione persistente. L'Unione Europea richiede che in etichetta venga esplicitato l'SPF e, nel caso in cui il filtro solare dovesse avere proprietà protettive anche nei confronti dei raggi UVA, l'aggiunta della dicitura Broad Spectrum oppure il valore dell'IPD o del PPD.

Attraverso nuovi studi condotti sull'efficacia dei filtri solari è stata evidenziata la capacità di alcune sostanze antiossidanti di aumentare l'SPF e la foto-stabilità del sistema filtrante. Estratti vegetali e vitamine sono infatti in grado di lenire eventuali irritazioni e controbattere gli effetti nocivi dell'esposizione alle radiazioni solari, neutralizzando i radicali liberi generati dai raggi UV.
I flavonoidi, se inseriti nei cosmetici, hanno un'azione protettiva nei confronti dei raggi UV e rutina e quercitina in particolare potrebbero aumentare l'efficacia protettiva dei filtri solari in combinazione con l'ossido di titanio.

Livello	Valore
BASSO	2 - 6
MEDIO	8 - 15
ALTO	15 - 30
MOLTO ALTO	30 - 50
ULTRA	50+

Attenzione, queste sostanze naturali non vanno a sostituire il filtro solare in sé. Si è visto, ad esempio, che formulazioni contenenti sambuco, biancospino ed elicriso presentavano protezione SPF 10, questo significa che questi attivi inseriti all'interno dei cosmetici offrono una protezione solare chiaramente non sostituibile al filtro solare vero e proprio.

Gli altri attivi naturali inseriti nelle formulazioni cosmetiche come il burro di karité, l'acido ialuronico, l'estratto di camomilla e di frumento, la calendula, la malva, la liquirizia e il pantenolo, hanno un'azione lenitiva e disarrosante ma non protettiva.

Riassumendo, un buon filtro solare dovrebbe avere le seguenti caratteristiche:
- efficace nella protezione dai raggi UVA e UVB;
- stabile al calore e possibilmente all'acqua;
- molto stabile chimicamente;
- altamente compatibile per la cute;
- minimamente tossico per l'uomo e per l'ambiente;
- facile da applicare e possibilmente inodore.

COME CONSIGLIARE I FILTRI SOLARI IN BASE AL TIPO DI PELLE

In dermatologia, con il termine fototipo ci si riferisce a una classificazione in base alla carnagione, al colore dell'iride e della chioma e la sua conseguente reattività ai raggi UV. Tutti questi aspetti sono legati alla tipologia di melanosomi presenti nello strato più profondo dell'epidermide, il derma, a livello del follicolo pilifero e dell'iride. I melanosomi sono organuli presenti all'interno di melanociti deputati alla produzione, stoccaggio e trasporto della melanina. Quando sono maturi si spostano nei cheratinociti, ovvero le cellule principali della pelle che accumulano al loro interno proteine strutturali dette cheratine, presenti anche nei capelli, per proteggerli dai raggi UV.

Quello che determina la variazione del fototipo non è il numero dei melanociti, ovvero quelle cellule situate nella parte inferiore dell'epidermide che producono un pigmento chiamato melanina (la stessa che conferisce la colorazione alla pelle, ai capelli e ad alcune parti dell'occhio), ma piuttosto, come anticipato, il numero, la forma e le dimensioni dei melanosomi e la loro distribuzione nei cheratinociti.

Nella popolazione con fototipo chiaro i melanosomi sono piccoli e meno numerosi rispetto alla popolazione con fototipo scuro. I soggetti con fototipo chiaro sono generalmente di etnia caucasica di tipo nord europeo, i soggetti con fototipo scuro sono di etnia caucasica mediterranea, i soggetti molto scuri sono rappresentati dall'etnia asiatica per il fototipo 5 e della popolazione nera per il fototipo 6.

Come si può ben comprendere, è fondamentale saper riconoscere il fototipo della pelle per poter consigliare il filtro di protezione solare più adeguato, distinguendo tra le prime esposizioni della bella stagione e i giorni successivi, quando la pelle ha già creato una prima abbronzatura protettiva.

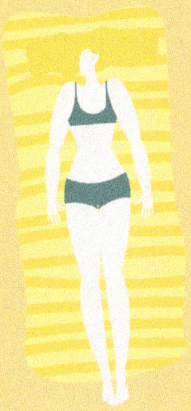

FOTOTIPO 1

Persone bionde o rosse con pelle molto chiara

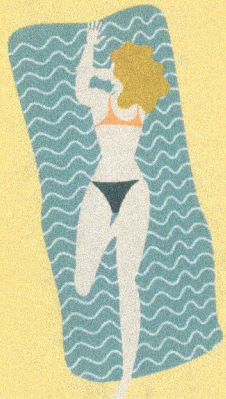

FOTOTIPO 2

Persone bionde o castane con pelle chiara

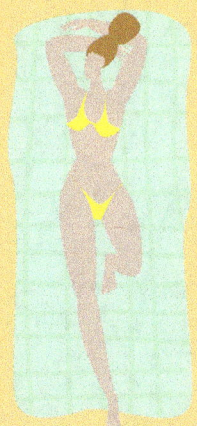

FOTOTIPO 3

Persone bionde o scure con pelle sensibile

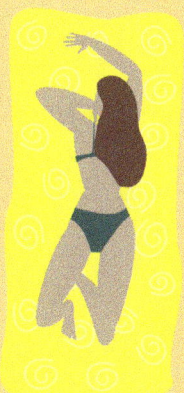

FOTOTIPO 4

Persone castane con pelle moderatamente sensibile

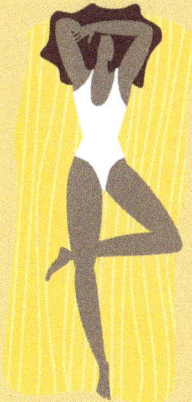

FOTOTIPO 5

Persone con capelli scuri e carnagione olivastra

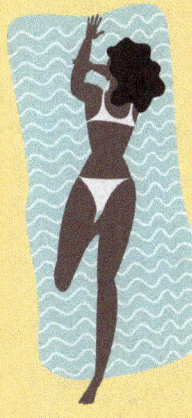

FOTOTIPO 6

Persone con capelli scurissimi e pelle insensibile

La prevenzione primaria bisogna impostarla fin dalla nascita. I bambini ed i ragazzi più giovani dovrebbero utilizzare filtri solari con fattore di protezione superiore a 30, resistente all'acqua, con protezione sia dai raggi UVA che UVB, dovrebbero indossare sempre una T-shirt, un cappello e occhiali da sole. La regola migliore è quella di non esporre i bambini al sole. Quando non è possibile meglio optare per il primo mattino o il tardo pomeriggio quando i raggi del sole sono meno forti.

	REAZIONE AL SOLE	SPF PRIME ESPOSIZIONI	SPF GIORNI SUCCESSIVI
1	Molto sensibile, generalmente sviluppa eritemi	50+	50 - 30
2	Molto sensibile, tende a scottarsi facilmente	50+, 50	30
3	Sensibile, a volte si scotta	30	25 - 15
4	Moderatamente sensibile, si scotta raramente	25 - 20	15 - 6
5	Poco sensibile, si scotta molto raramente	15 - 10	6
6	Insensibile, non si scotta mai	10 - 6	0

DOPOSOLE

Il doposole è un cosmetico ad azione nutriente e lenitiva, lo possiamo trovare in diverse formulazioni come creme, latte o spray da applicare sulla pelle dopo essersi esposti a lungo ai raggi solari. Dopo esposizioni prolungate, infatti, la pelle perde solitamente idratazione ed è necessario dunque idratarla in maniera adeguata, con l'utilizzo di prodotti doposole in grado di nutrire, decongestionare, rinfrescare e lenire la pelle arrossata.

É un prodotto cosmetico che non deve mai mancare nella beauty routine estiva da applicare su tutto il corpo. I principi attivi contenuti abitualmente nei prodotti doposole sono:
- burro di karité, che ha una azione emolliente, nutriente e idratante, ricco di vitamine A, E e D;
- aloe vera, per via delle sue proprietà lenitive, rinfrescanti e antinfiammatorie, preserva l'idratazione e favorisce il turn-over cellulare;
- pantenolo, un attivo con funzione emolliente e nutritiva;
- estratti di cetriolo e camomilla, che hanno un'azione rinfrescante sulla pelle.

Oltre che per la loro azione lenitiva, questi prodotti sono utilizzati per riparare i danni cellulari causati dal sole, riducendo i danni ossidativi, causa di invecchiamento foto-indotto.

La scelta del doposole varia in base al tipo di pelle. Per una pelle secca è consigliato un prodotto molto nutriente con texture più oleose. Le pelli a tendenza grassa sceglieranno formulazioni in gel meno untuose e più facili da assorbire, mentre quelle più sensibili dovranno utilizzare prodotti ad azione lenitiva e rinfrescante. Il doposole va applicato dopo l'esposizione al sole, dopo la doccia e tutte le volte che si ha la sensazione della pelle che tiri o sia secca e screpolata.

AUTOABBRONZANTI

Gli autoabbronzanti sono dei cosmetici che agiscono a livello topico, sugli strati più superficiali della pelle. Contengono un ingrediente chiamato DHA, che, quando entra in contatto con la pelle, si lega alle proteine presenti sullo strato corneo e tende a scurirla, simulando l'abbronzatura.

Va sottolineato che si tratta di prodotti che si limitano a colorare la pelle senza stimolare la produzione di melanina, quindi non hanno alcuna funzione protettiva e, quando ci si espone al sole, va considerato il proprio fototipo originario. Il farmacista che si trova a consigliare il filtro solare adeguato deve quindi assicurarsi che il colore della pelle del cliente sia quello originario e che non abbia applicato appunto degli autoabbronzanti.

In alcuni casi questa tintura artificiale prodotta dagli autoabbronzanti, alle pelli più sensibili può creare irritazione e si rende necessario rimuovere l'effetto con l'utilizzo di scrub esfolianti.

INTEGRATORI SOLARI

Alcune sostanze assunte per via orale riescono ad aumentare il grado di protezione della pelle dai raggi UV. Per questo motivo sono nati gli integratori solari, i quali contengono sostanze come il beta-carotene, il licopene, le vitamine A, C ed E, il coenzima Q10, l'Astaxantina ed estratti ad azione antiossidante come il sambuco, il tè verde, lo zafferano, il cacao, il melograno e l'olivo.
L'assunzione quotidiana degli integratori permette di prevenire i danni imminenti e futuri causati dal sole. La loro azione è quella di favorire la produzione di melanina sia quella di proteggere le cellule dai danni del foto-invecchiamento. Questo favorirà la formazione di un'abbronzatura più duratura e di avere una scorta maggiore di melanina che protegge dai raggi UVA e UVB. Abbinati alla protezione solare, consentono di abbronzarsi in sicurezza e riducono, inoltre, la formazione delle macchie scure sulla pelle e delle rughe con assottigliamento cutaneo, ovvero tutte le conseguenze del foto-aging.
Gli integratori vanno introdotti nella dieta un mese prima dell'esposizione solare e durante, ma si continua anche dopo per riparare i danni del sole e reintegrare la produzione di elastina.

IMPORTANZA DEI FILTRI SOLARI

Si stima che in Italia, ogni anno, 14 mila soggetti abbiano ricevuto diagnosi di melanoma della pelle, numeri che tendono ad incrementare del 4,4% annualmente. La buona notizia è che la sopravvivenza a cinque anni dal tumore è superiore all'85%, percentuale che sale al 93% per i pazienti giovani (15-44 anni). Sono innumerevoli gli studi che associano i danni cutanei alle radiazioni UV. Per questo motivo l'utilizzo di adeguati filtri solari è fondamentale per proteggere la pelle e combattere l'invecchiamento foto-indotto.
L'utilizzo dei filtri solari può:
- ridurre i danni acuti da raggi UV (eritema, edema, fotosensibilizzazione);
- ridurre l'insorgenza di cheratosi attinica e delle conseguenti macchie solari;
- mantenere l'integrità della matrice extracellulare;
- preservare il corretto stato di idratazione e luminosità cutanea;
- controllare la formazione di sostanze tossiche per la cute, come i dimeri di ciclobutano-piramidina;
- contribuire a preservare l'immunità di barriera;
- prevenire l'insorgenza di carcinomi cutanei e melanoma.

FILTRI SOLARI

LA NOSTRA PELLE CON E SENZA FILTRI SOLARI

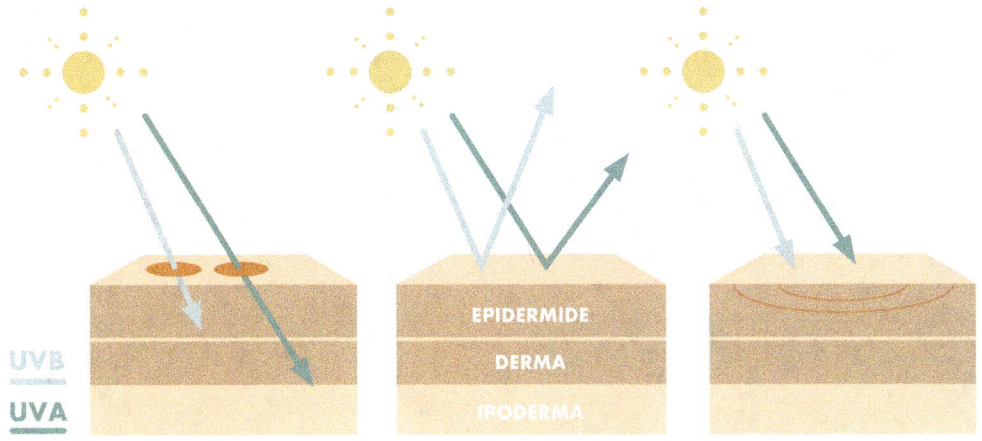

Pelle senza spf   Pelle protetta con filtri fisici che riflettono i raggi UVA UVB   Pelle protetta con filtri chimici che assorbono e convertono i raggi UV

In riferimento a quest'ultimo punto in elenco, è bene sapere che l'utilizzo dei filtri solari riduce il rischio di ammalarsi di melanoma e carcinomi cutanei del 40%. Ricordiamoci sempre di avere abitudini corrette:

- non esporsi al sole nelle ore più calde, ovvero dalle 12 alle 15, mentre le ore migliori per stare al sole sono al mattino dalle 8 alle 11 e il tardo pomeriggio dopo le 17 (ora legale);
- esporsi con gradualità (sia come tempi sia come fattore di protezione per i filtri solari);
- scegliere una protezione solare adatta al proprio fototipo applicandola in maniera adeguata;
- applicare la protezione almeno ogni due ore e mai prima della doccia o del bagno al mare (anche se resistente all'acqua), in tal caso va ripetuta l'applicazione subito dopo;
- esporre al sole con cautela i bambini fino ai due anni di età;
- assumere un apporto adeguato di antiossidanti contenuti in frutta e verdura.

Ricordiamoci di consigliare la protezione solare a tutti coloro che assumono farmaci ad azione foto-sensibilizzante come:

- antibiotici, in particolare quelli appartenenti al gruppo delle tetracicline, dei sulfamidici e dei chinolonici;
- anticoagulanti;
- anticoncezionali orali (la cosiddetta pillola);
- antidepressivi;
- antidiabetici;
- antimicotici, come la griseofulvina, l'itraconazolo e il ketoconazolo.

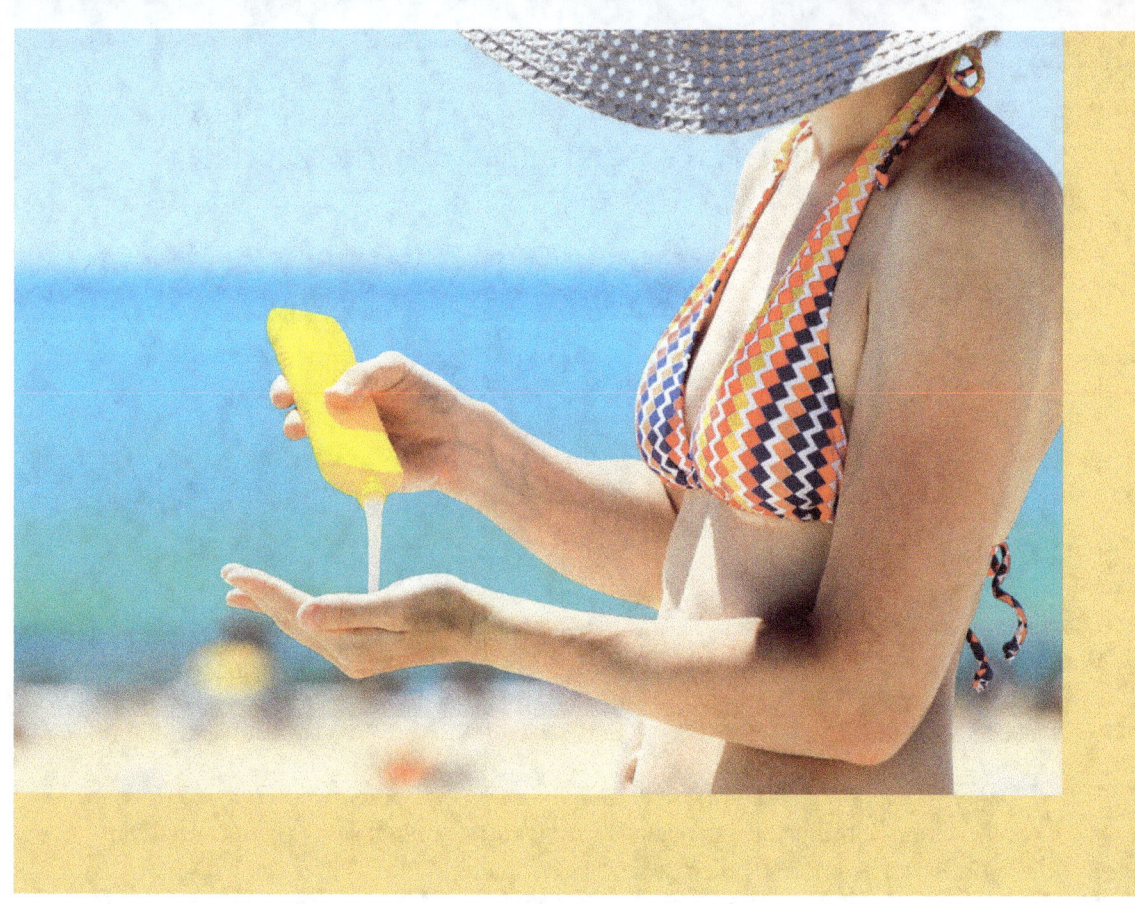

FALSI MITI

Non bisogna usare la protezione solare se si ha carenza di vitamina D? Falso!
La vitamina D è una sostanza importantissima e può essere presente nel nostro organismo in due modi:
- per via esogena, attraverso l'assunzione di alimenti come latte e derivati, proteine animali o il famoso fegato di merluzzo (ergocalciferolo) e integratori specifici di vitamina D2 o, meglio, D3;
- per via endogena, attraverso la sintesi che opera il nostro corpo quando è esposto al sole (colecalciferolo).

CURIOSITÀ

Quanta protezione solare bisogna applicare sul corpo? La singola applicazione deve essere di due milligrammi circa di prodotto per centimetro quadrato di pelle, che equivale circa a 4 g per il viso e 30 g per il corpo di una persona adulta di media corporatura. Andrebbe inoltre riapplicata ogni due ore e in seguito al bagno o doccia anche se fosse passato meno tempo.

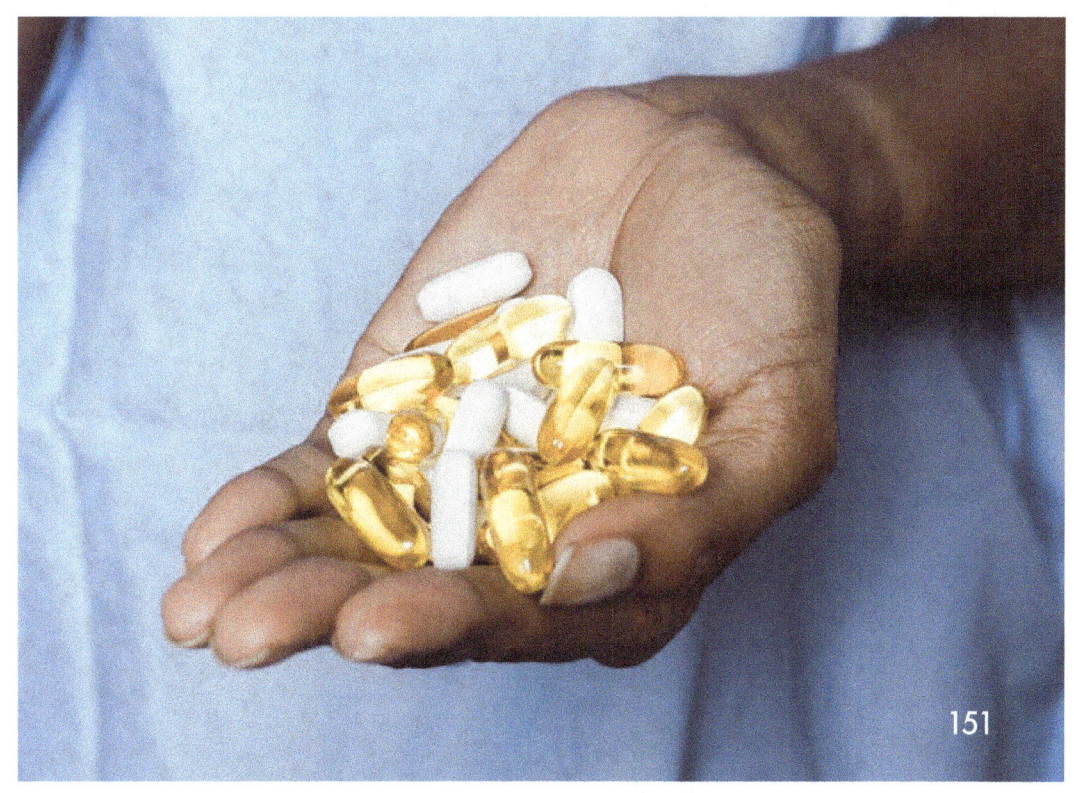

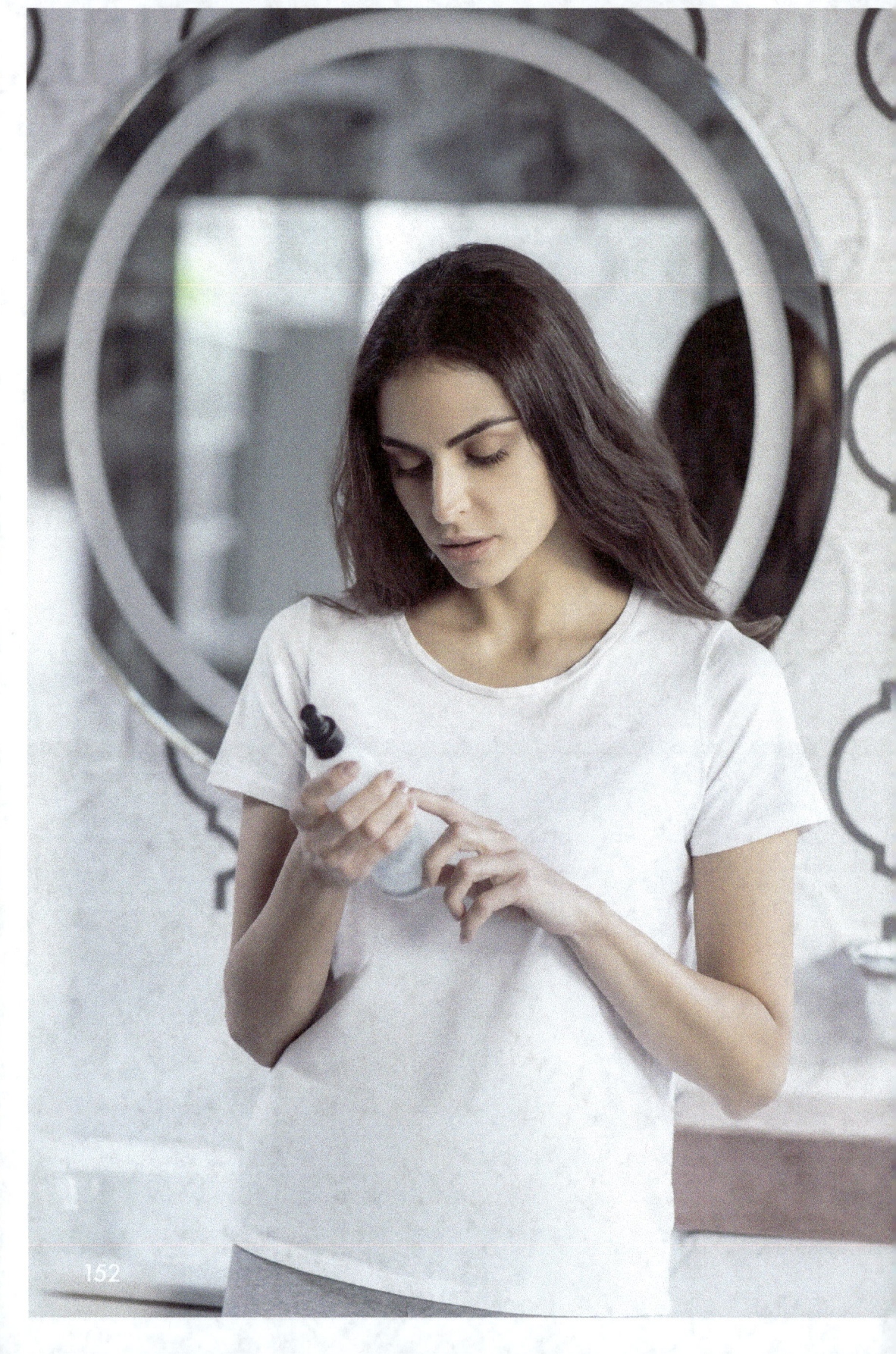

13 COME LEGGERE L'ETICHETTA DEI COSMETICI

Scegliere il prodotto migliore tra le tante proposte commerciali non è una cosa semplice. La prima cosa da fare è leggere la composizione delle sostanze presenti all'interno del cosmetico attraverso la consultazione dell'INCI in etichetta.

INCI è l'acronimo di *International Nomenclature of Cosmetic Ingredients*, ovvero un sistema condiviso a livello internazionale per indicare gli ingredienti presenti all'interno di un prodotto cosmetico, elencati in ordine decrescente in base alla loro concentrazione. Secondo quanto previsto dalla normativa sui cosmetici, ogni prodotto deve possedere un'etichetta, la quale deve riportare l'elenco completo di tutte le sostanze presenti all'interno del cosmetico, preceduti dalla parola ingredients. Questa è la regola per le sostanze che raggiungono concentrazioni superiori o uguali all'1%, mentre quelle con una concentrazione inferiore devono pur sempre essere scritte ma possono essere indicate in ordine sparso. L'utilizzo di una nomenclatura comune nei Paesi dell'UE, ma anche negli Usa, Russia, Brasile, Canada, Sudafrica, è stata introdotta nel 1997 dalla Commissione Europea per far sì che i consumatori riuscissero a comprendere rapidamente l'etichetta e individuare gli attivi allergizzanti per la tutela del consumatore.

Se è vero che basta un colpo d'occhio per individuare le sostanze presenti e l'ordine della loro concentrazione relativa, va tuttavia detto che non è così semplice riconoscerle. Ci sono alcune regole che facilitano il compito. A volte ci capita di leggere alcuni nomi in latino: è il caso in cui vengono inserite in purezza all'interno del cosmetico, senza cioè aver subito variazioni chimiche, come nel caso di oli vegetali puri. Il nome in latino è sempre seguito dalla parte della pianta impiegata (frutto, radice, foglia) e dalla tipologia di prodotto (olio o estratto) in lingua inglese. Può essere presente anche un asterisco che indica che il prodotto è di origine biologica.

Gli ingredienti di sintesi chimica sono invece indicati in lingua inglese, mentre i coloranti di sintesi con un codice numerico chiamato Color Index, che riconosciamo dalla presenza della scritta CI seguita da una serie numerica a 5 cifre.
Facendo un esempio concreto leggendo l'etichetta di uno shampoo troveremo come primo ingrediente l'acqua (scritto aqua), seguito da un tensioattivo, un emulsionante, gli estratti naturali, i conservanti e infine le profumazioni e i coloranti.
Una categoria a parte è rappresentata dagli allergeni, ovvero una lista di sostanze solitamente contenute nelle profumazioni, responsabili della maggior parte delle reazioni allergiche (es. Eugenol, Hexyl cinnamal, Hydroxycitronellal, Anysil alcohol ecc.).
La dermatite o eczema allergico da contatto (DAC) descrivono una patologia infiammatoria causata da un meccanismo immunologico di sensibilizzazione a sostanze che vengono a contatto con cute o mucose di un soggetto predisposto. Attraverso i linfociti T e le cellule dendritiche, ad ogni

successivo contatto con la sostanza a cui il soggetto è sensibilizzato, si verifica la liberazione di mediatori chimici che provocano lesioni vescicolari accompagnate da eritema e prurito intenso. A questa fase ha seguito la secchezza cutanea con desquamazione che può diventare, nelle forme più gravi, cheratosi, cioè un ispessimento e indurimento della cute con lesioni fissurate. Le reazioni della DAC sono ritardate, si manifestano infatti dopo 12 ore dal contatto e possono persistere per giorni. In questo si differisce nettamente dall'orticaria da contatto (causata ad esempio dal lattice), la quale ha appunto una comparsa immediata e una rapida risoluzione.
Dal 2003, nell'Unione Europea è obbligatorio evidenziare in etichetta l'eventuale presenza delle 26 sostanze identificate come allergizzanti, in questo modo i consumatori sensibili possono essere informati più facilmente, come da Regolamento (CE) n 1223/2009.

A volte il numero degli ingredienti può superare le 50 unità, ma quelli presenti in concentrazioni rilevanti sono generalmente i primi 8/10 ingredienti. Sono questi, quindi, quelli da tenere più sott'occhio per avere un'idea del tipo di prodotto. Non compaiono nell'INCI tutte le sostanze presenti come impurezze in concentrazioni inferiori allo 0,1%.

Oltre agli ingredienti, devono essere presenti in etichetta i seguenti dati:
- il nome o la ragione sociale del produttore o del responsabile dell'immissione in commercio;
- il contenuto nominale in italiano;
- la data di durata minima di stabilità del prodotto, se inferiore a trenta mesi, oppure il PAO (Period After Opening) se la scadenza del prodotto è superiore a trenta mesi, che indica il periodo di utilizzo dopo l'apertura oltre il quale non è più garantita la stabilità del prodotto senza rischi per il consumatore. Quest'ultimo viene indicato con il simbolo di un barattolino aperto;
- la modalità di smaltimento del contenitore;
- le modalità di impiego del prodotto, sul contenitore primario o secondario, eventualmente inserendo un foglietto illustrativo e il rinvio in etichetta mediante un'indicazione abbreviata oppure un simbolo specifico;
- il lotto di fabbricazione;
- il Paese di origine per i prodotti fabbricati in Paesi extra UE;
- la funzione del prodotto.

CERTIFICAZIONI COSMETICHE

Sulle etichette dei prodotti cosmetici possiamo trovare svariati simboli che rappresentano delle certificazioni. Tra quelle più frequenti c'è il simbolo della certificazione bio. Per cosmetico bio si intende un prodotto ottenuto da materie di origine naturale e che non risultino dannose per l'organismo. Inoltre, devono avere un basso impatto ambientale.

Quando scegliamo un prodotto naturale o green, dobbiamo leggere in etichetta se vi sia la presenza di certificazioni assegnate dagli enti ufficiali. Un cosmetico per essere certificato biologico deve avere basse o inesistenti concentrazioni di tensioattivi, paraffina, siliconi, coloranti di sintesi derivati dal petrolio, parabeni e allergizzanti. Non deve utilizzare sostanze OGM o radiazioni ionizzanti, ma solo materie prime ricavate da agricoltura biologica certificate.

La certificazione biologica può anche tener conto di altri due fattori, ovvero le materie prime dovrebbero avere sempre una filiera tracciabile. Sempre più spesso, i consumatori richiedono ingredienti a chilometro 0.

Non esiste un unico ente certificatore ma ce ne sono tantissimi con regole più o meno restrittive. Ad esempio, l'AIAB (Associazione Italiana per l'Agricoltura Biologica) che garantisce l'assenza di OGM e confezionamento eco-sostenibile, o il CCPB (Consorzio per il Controllo dei Prodotti Biologici), che verifica che vengano rispettate le norme per l'agricoltura biologica. Il Natrue è il più importante standard internazionale sulla cosmesi biologica e naturale, è un sistema di certificazione creato dalla International Natural and Organic Cosmetics Association per la regolamentazione dei prodotti naturali per la cura della pelle. Ottenere questa certificazione comporta il superamento di tre fasi: la prima è la dimostrazione che tutte le materie prime siano di origine naturale e lavorate con metodi sostenibili, mentre per la seconda e la terza fase si calcola la quantità di sostanze biologiche. L'ICEA (Istituto per la Certificazione Etica e Ambientale) è l'ente che certifica sia i prodotti biologici che quelli naturali in Italia, riconosciuto come organismo di controllo in tutti i Paesi dell'Unione Europea. Per ottenere la sua certificazione gli ingredienti devono essere puri e dermocompatibili. Può rilasciare diverse certificazioni: Naturale, Eco-bio, Cosmos Natural, Cosmos Organic. La certificazione Cosmos (Cosmetic organic standard), in particolare, riguarda la normativa unica europea che disciplina le certificazioni dei prodotti cosmetici naturali e biologici e si differenzia in Cosmos Organic, per il prodotto biologico, e Cosmos Natural, per il prodotto naturale. Richiede l'obbligo di indicare sul pack la somma in percentuale delle porzioni biologiche e naturali. Almeno il 98% della formulazione deve essere di origine naturale e il 95% degli ingredienti agro-alimentari trattati

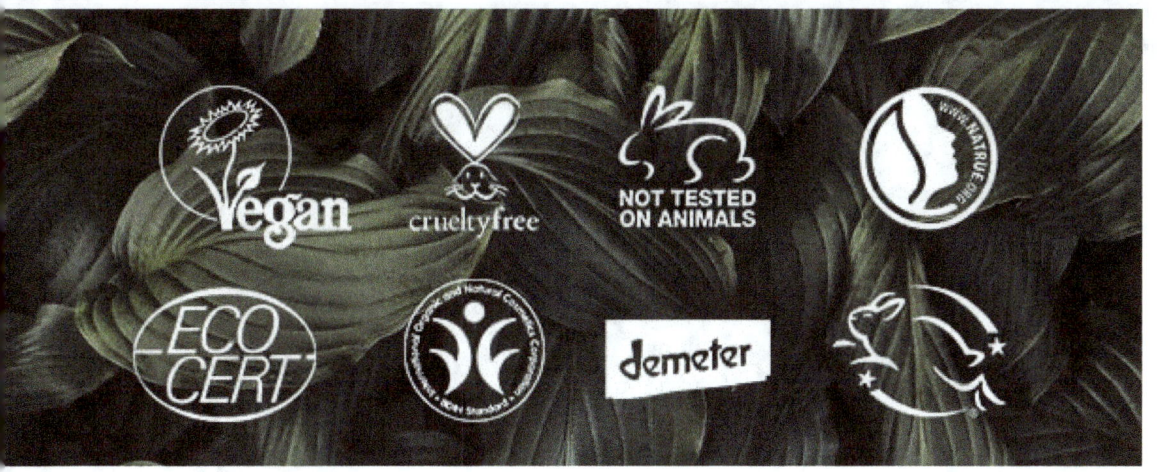

deve essere di origine biologica. Gli ingredienti non biologici, inoltre, devono essere approvati dall'ente certificatore.

Demeter (Associazione per la tutela della qualità biodinamica in Italia) è un organismo di controllo che certifica la filiera dei prodotti provenienti da agricoltura biodinamica. L'Ecocert è l'ente che dal 1991 certifica sia i prodotti naturali che quelli biologici. L'ente nacque in Francia e ora è presente in 24 nazioni. Per ottenere la dicitura "Cosmetici ecologici e biologici" è necessario che almeno il 95% degli ingredienti vegetali sia di origine biologica. La restante parte viene scrupolosamente controllata. Ecocert vieta inoltre l'utilizzo di profumi sintetici, oli minerali, prodotti ricavati dal petrolio, SLES, SLS, ed altri ingredienti sintetici e sostanze testate su animali. Per ricevere invece la dicitura "Cosmetici biologici" le norme sono meno restrittive: semplicemente il 50% delle materie prime utilizzate devono derivare da agricoltura biologica.

Infine, Ecolabel UE è il marchio europeo di qualità ecologica, nato nel 1992, e contraddistingue i prodotti a basso impatto ambientale, tenendo conto del processo di lavorazione, della riduzione degli imballaggi, e del loro contenuto di materiale riciclato, oltre che della sicurezza del consumatore finale.

CRUELTY FREE E NOT TESTED ON ANIMALS

Negli ultimi anni la sensibilità verso alcune specie animali ha portato molte persone a voler acquistare prodotti non testati sugli animali.

Spesso sulle confezioni dei cosmetici troviamo dei simboli come Cruelty free, che indica che né le materie prime utilizzate né il prodotto finito sono stati testati sugli animali, oppure Not tested on animals, che ci dice che solo i prodotti finiti non sono stati testati sugli animali ma non le materie prime. La certificazione Cruelty free è indicata in etichetta dal simbolo del coniglietto e viene rilasciata in Italia da ICEA in collaborazione con LAV (Lega Anti Vivisezione).

Questo tipo di simbolo genera molta confusione nel consumatore in quanto la sperimentazione animale è vietata in Europa, infatti la normativa contenuta nell'art. 18 del Regolamento (CE) n. 1223/2009 dell'Unione Europea ha proibito ogni test in ambito cosmetico a partire dall'11 luglio 2013.

Negli Usa i test sugli animali non sono obbligatori ma neppure proibiti; in Cina invece sono addirittura obbligatori. Di conseguenza, le aziende che esportano in questi Paesi sono costrette ad eseguire la sperimentazione animale.

Bisogna fare attenzione ai simboli e alle diciture. La presenza di questi possono non di rado indurre il consumatore a pensare che un determinato prodotto sia migliore di un altro. Per esempio, "Paraben free" che sta ad indicare l'assenza di parabeni nel cosmetico, fa pensare che quel prodotto sia migliore di uno che li contiene, eppure non è così. Purtroppo l'utilizzo sfrenato di questi claim e il conseguente comportamento d'acquisto dei consumatori ha fatto sì che l'utilizzo di alcuni prodotti reputati in realtà sicuri per l'uomo nei limiti delle concentrazioni indicate dalle normative non potessero più essere usati per ragioni di mercato, non di sicurezza. Così un po' tutte le aziende produttrici si sono dovute adeguare alle nuove tendenze di marketing a discapito della sicurezza dei prodotti, in quanto un cosmetico senza conservanti o conservanti poco sicuri è un pericolo per la salute. Meglio un'infezione batterica oppure una percentuale di conservanti consentita per legge?

Questo fenomeno non riguarda soltanto i conservanti: ci sono altre sostanze di origine non naturale che sono state bandite o limitate fortemente dagli INCI dei prodotti cosmetici. Tra queste, abbiamo senz'altro i siliconi, lo SLES (Sodium Laureth Sulfate), l'SLS (Sodium Lauryl Sulfate) e i petrolati, in quanto ritenuti erroneamente tossici. Ma c'è da chiarire un elemento fondamentale: tutti i cosmetici immessi nel mercato secondo le normative previste per la produzione dei cosmetici sono sicuri poiché tutti i principi attivi in questione vengono utilizzati nelle concentrazioni previste dalla legge stessa, concentrazioni stabilite secondo criteri di sicurezza per la salute del consumatore.

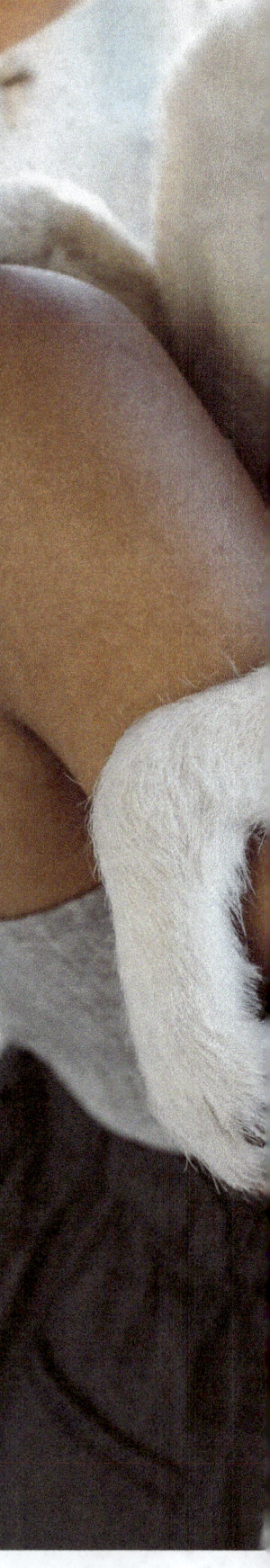

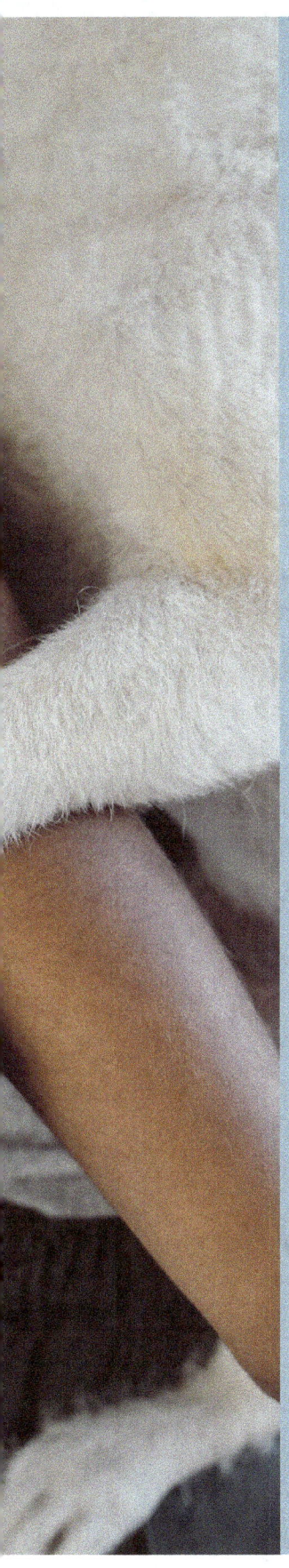

Un discorso a parte merita il nickel o nichel. Si tratta di un metallo presente in tracce nell'organismo umano e diffuso in natura in vari alimenti e oggetti di uso comune. Nei cosmetici non è presente come ingrediente, ma come impurezza derivante da materie prime o come residuo di lavorazione dei prodotti. In Europa circa il 20% della popolazione è allergica al nichel. In Italia il 32,1% della popolazione, con un rapporto uomini/donne di 3:1. Nella popolazione pediatrica circa il 15-16%. Per legge il valore di nichel ammesso all'interno di una formulazione cosmetica non può superare le 10ppm (parti per milione), considerata dall'Istituto Superiore della Sanità (ISS) una concentrazione che non manifesta reazioni avverse. Il simbolo nichel free indica la totale assenza di nichel, che tuttavia non può essere garantita, soprattutto nei prodotti naturali. Quindi la dicitura "0% nichel" non è veritiera in quanto nessun cosmetico può esserne del tutto privo, trattandosi di un residuo della lavorazione dei cosmetici, quindi inevitabile. Ci sono aziende che più seriamente parlano di "nichel tested", cioè cosmetici testati per il nichel. In questi prodotti in genere il nichel non supera 1ppm, cioè la concentrazione 10 volte inferiore al limite previsto dalla legge che è il valore soglia che determina la reazione allergica nei soggetti sensibilizzati. Chi è gravemente allergico può ridurre sensibilmente l'esposizione utilizzando cosmetici testati per il nichel.

Può capitare che in farmacia ci chiedano se un cosmetico sia adatto a persone con allergia al glutine. È importante sapere che tutti i detergenti (inclusi i prodotti per l'igiene orale), i cosmetici (inclusi rossetto e burro cacao) e i prodotti per uso esterno, non comportano rischi per il celiaco e possono essere utilizzati tranquillamente in quanto in questi soggetti il glutine è tossico solo se ingerito. Di conseguenza per cosmetici e detergenti vale il fatto che diciture specifiche non siano affatto necessarie. Non a caso né AIC (Associazione Italiana Celiachia) né altre associazioni estere rilasciano il marchio della spiga barrata a questa tipologia di prodotti essendo pensato il marchio solo per alimenti confezionati.

CURIOSITÀ

Sono molte le sostanze naturali che se ingerite possono risultare tossiche e perfino fatali, ma in campo medico e cosmetico addirittura curative. Molti veleni – è noto – sono naturali. L'Atropa belladonna, per esempio, appartenente alla famiglia delle solanacee è una pianta da cui si ricava l'atropina. L'atropina viene utilizzata in medicina come spasmolitico. Nel Rinascimento le donne utilizzavano il collirio a base di atropina per causare midriasi, ovvero le pupille dilatate che rendevano lo sguardo più bello e luminoso, dal cui effetto prese il nome la pianta. L'ingestione delle bacche porta ad avvelenamento. La cicuta, la digitale e lo stramonio sono varietà tossiche se ingerite. I semi di ricino, possono essere mortali se ingeriti da un bambino, mentre il suo olio può essere assunto ma solo se privato della ricina.

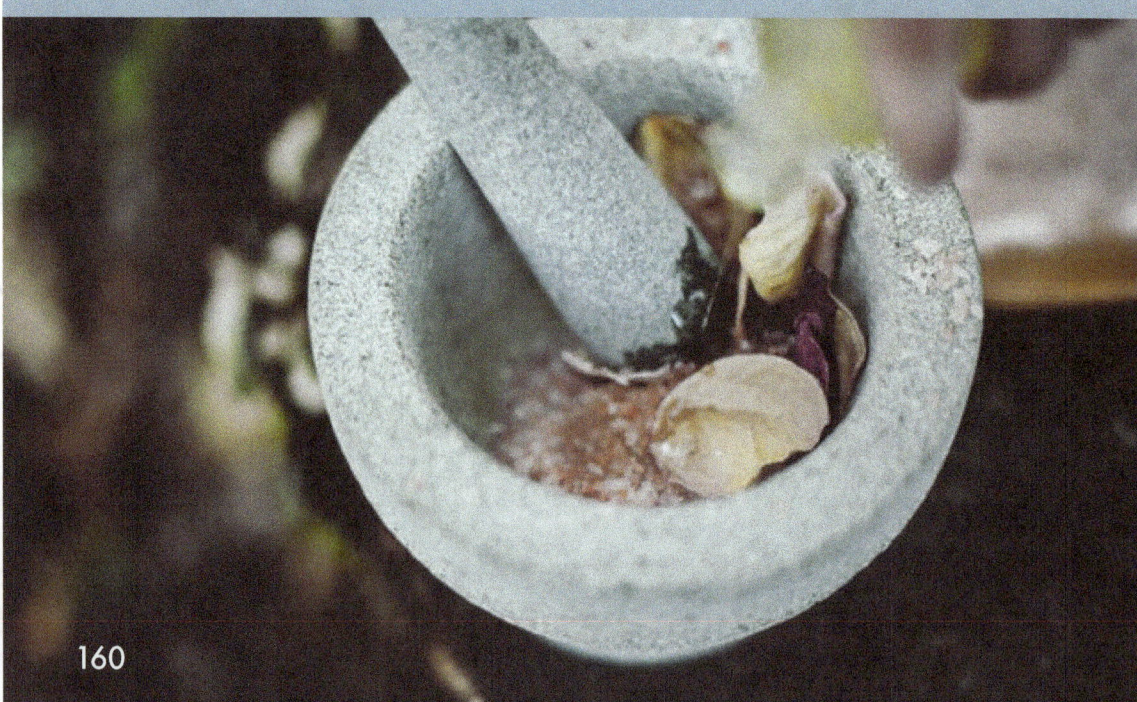

FALSI MITI

Il cosmetico naturale è più sicuro di quello sintetico? Falso. Nell'immaginario collettivo quando si parla di naturale si parla automaticamente di sicuro. Ciò che è naturale è chimico. Ogni cosa è chimica. Questo concetto è ancora poco chiaro e scatena molte critiche. Le sostanze sintetiche derivano dalla combinazione di molecole di sintesi, riprodotte in laboratorio. Nel caso del cosmetico sintetico, le materie prime sono riproducibili, i costi sono controllati e stabili nel tempo e si possono riprodurre molecole uniche con performance elevate. Queste caratteristiche non sono valide per il cosmetico naturale il quale può subire delle variazioni di prezzo in base alla riproducibilità o meno di un composto. L'utilizzo o l'approvvigionamento di alcune sostanze naturali, inoltre, può provocare un forte impatto ambientale. È il caso della quinoa, che ha numerosi benefici per la pelle, deterge delicatamente grazie alla presenza di saponine nel suo pericarpo e ha una piacevole azione idratante. Questa pianta viene coltivata in Bolivia e Perù. L'impennarsi della richiesta (a uso cosmetico o alimentare) ha scatenato l'utilizzo di sostanze fertilizzanti di scarsa qualità che rendono i terreni aridi e inquinati. Sono stati significativi anche i danni causati ai lama e agli alpaca, i quali attraverso le loro sostanze organiche arricchivano i raccolti.

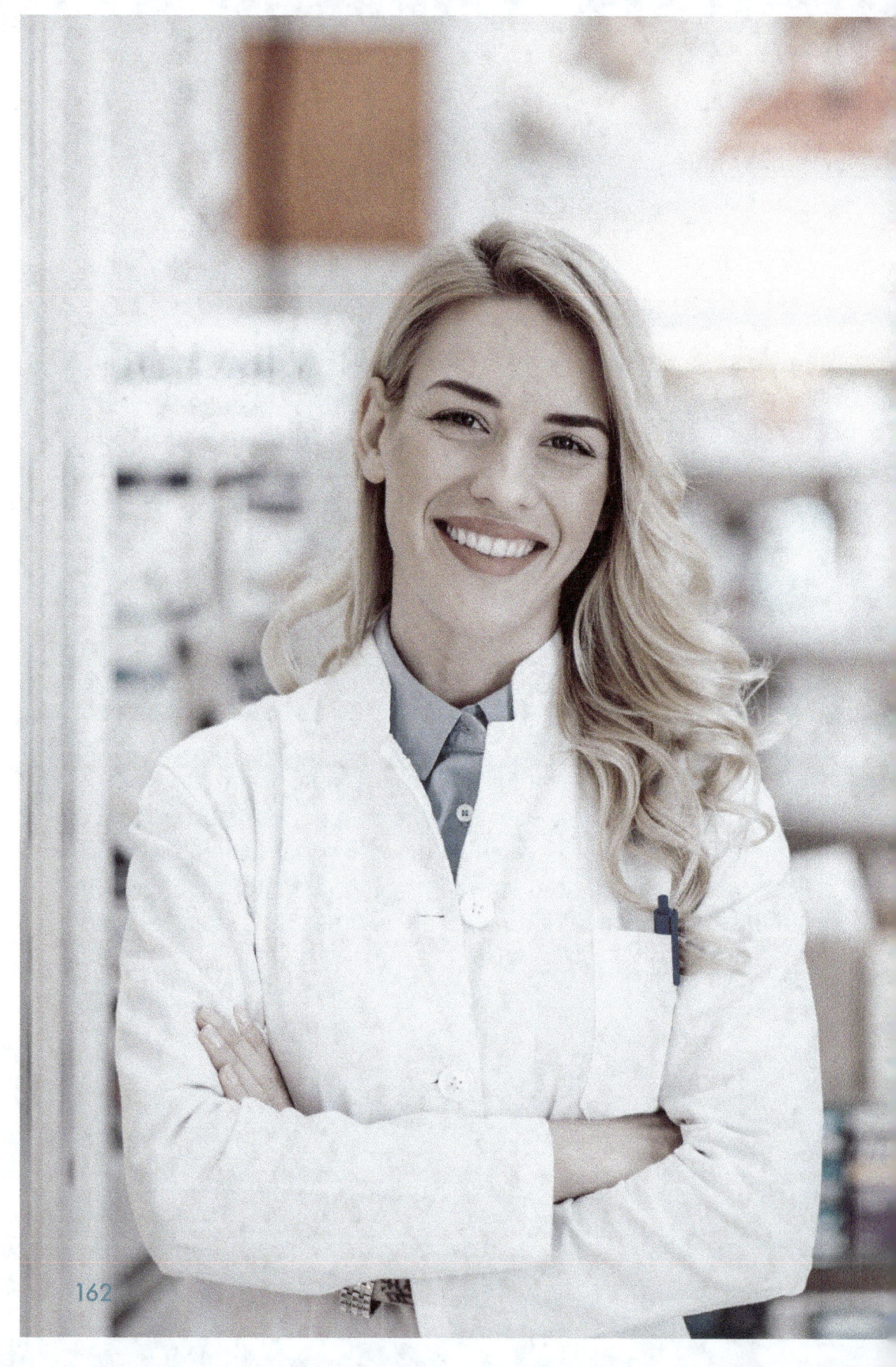

14 IL CONSIGLIO DERMOCOSMETICO

La costante crescita del mercato dermocosmetico in farmacia, che molto spesso non ha riscontri analoghi negli altri canali, ha dimostrato che i consumatori hanno fiducia nel consiglio professionale e qualificato del farmacista.
Spesso il cliente che ci chiede un consiglio ha necessità di trattare una problematica legata alla salute della pelle piuttosto che un aspetto puramente estetico.
Destinare al reparto dermocosmetico un consulente privo di conoscenze nel settore vuol dire minare la fiducia che il cliente ha riposto nella farmacia.

È fondamentale avere una buona preparazione di base del settore della skincare. La farmacia non può essere più concepita come un luogo in cui si dispensano i farmaci, ma come un presidio avanzato della salute, inteso nella sua accezione più ampia: il benessere globale per il quale è importante accedere a prodotti complementari come i cosmetici. Diventa importante fornire una maggiore intesa tra farmaco e reparto cosmetico, destinandovi un farmacista o un addetto qualificato per offrire un consiglio mirato sulla salute della pelle e dare un maggior rilievo al reparto stesso. Non deve essere un'area di self service, come un reparto di supermercato in cui il cliente può effettuare in maniera autonoma il proprio acquisto, perché i cosmetici necessitano di supporto tecnico tanto quanto un parafarmaco: si tratta pur sempre di salute, della salute della nostra pelle.

IL MOMENTO DEL CONSIGLIO

La nostra consulenza comincia nel momento in cui il cliente varca la soglia della farmacia e si dirige al reparto dermocosmetico. Fondamentale è non aspettare che sia il cliente a rivolgersi al farmacista, ma piuttosto il contrario. L'accoglienza è l'inizio, è essa stessa basilare, poiché approcciarsi con un saluto di benvenuto e sorridere, servirà a ben predisporre il cliente. Cominciamo col porre le domande giuste, possibilmente domande aperte che diano modo al cliente di condurci verso le sue aree di interesse:

Come posso aiutarla?
L'ascolto attivo è fondamentale ed è importante far notare al cliente che lo stiamo ascoltando, semplicemente ripetendo alcuni punti chiave della conversazione. Ecco un esempio:

CLIENTE • • • • • • • • • • • • • • • • • **FARMACISTA**

Ho bisogno di una crema perché ho sempre la pelle molto secca, ho provato tante marche ma nessuna mi ha soddisfatto.	Per risolvere il problema della sensazione della pelle secca le consiglio questo prodotto che nutre la pelle in profondità e la rende morbida. I risultati sono visibili già dalla prima applicazione.

Mostriamoci preparati sui prodotti a disposizione, evitando imbarazzanti scene in cui il farmacista prende il prodotto e legge l'etichetta davanti al cliente. Al contrario, dobbiamo mostrarci sicuri, organizzati e preparati. Dobbiamo sapere dove trovare il materiale di supporto alla vendita come *tester e brochure*, evitando di aprire una caccia al tesoro.
Essere preparati e competenti non significa tuttavia mostrarci saccenti, do-

IL CONSIGLIO DERMOCOSMETICO

vremmo evitare termini troppo tecnici e poco comprensibili. Sarebbe bene anche inserire nel nostro vocabolario termini rassicuranti che serviranno a mettere il cliente a proprio agio. Anche il noi inclusivo può aiutare a creare questo senso di rassicurazione e generare empatia, perché ci pone dalla stessa parte del cliente: meglio dire "con questa crema avremo una pelle più morbida" piuttosto che "avrà una pelle più morbida".

Avviciniamoci dunque al reparto di interesse e mostriamo sempre il prodotto durante la vendita in modo che il cliente possa eventualmente fare subito le proprie obiezioni (per esempio, "L'ho già usato e non mi sono trovato bene"), evitando di sprecare tempo prezioso. Bisogna trovare anche un giusto equilibrio tra il lasciare libero il cliente e il consigliarlo, ovvero non essere mai troppo pressanti, non dare l'impressione di scegliere per lui ma di scegliere con lui. Può infatti risultare fastidioso e soffocante un consulente che ci toglie dalle mani un prodotto per indirizzarci verso quello che ci vuole vendere, oltre al fatto che può suscitare sospetti, come se voglia venderci il cosmetico più costoso, anche se magari potrebbe esserlo.

A tal proposito, è quasi superfluo ma necessario ricordare di eseguire sempre una vendita deontologica, proponendo prodotti di cui siamo certi dell'efficacia e degli effetti benefici che avrà sul cliente. Generalmente chi entra in farmacia ha premura di risolvere un problema e non di spendere poco: nonostante Nietzsche dicesse che "di tutto si conosce il prezzo ma non il valore", noi possiamo affermare che chi acquista in farmacia conosce il valore e spera in un buon prezzo.

Dopo aver ascoltato le esigenze del cliente dobbiamo passare alle domande che ci aiuteranno a capire come aiutarlo al meglio:

Quali effetti desidera ottenere da questo prodotto?
Quali prodotti utilizza abitualmente?

Ci aiuterà a capire su quale fascia di prezzo orientarci e soprattutto su quale tipologia di prodotto. Ogni parola è un prezioso indizio per consigliare un prodotto che soddisfi a pieno le esigenze del nostro cliente.

Successivamente cominceremo a fare una prima valutazione visiva della pelle analizzando: fenotipo, età, sebo, idratazione, composizione strutturale e regolarità cutanea.

L'ideale sarebbe poterci aiutare con l'ausilio di un dermoscopio (una microcamera in grado di ingrandire la grana della pelle per poterne valutare la composizione) o con strumenti in grado di rilevare i parametri basilari della cute come idratazione, elasticità e produzione di sebo, per ottenere valori di riferimento certi.

Il cliente spesso ci manifesterà l'intenzione di acquistare un prodotto con la convinzione che sia la soluzione al suo problema, magari perché ha funzionato con un suo amico o parente. Il nostro compito, in quanto farmacisti, sarà quello di indicare una corretta skincare quotidiana necessaria per preservare la pelle in buono stato, aiutandolo a capire che la sua pelle non è necessariamente uguale a quella del suo amico o parente che sia e che proprio a questo serve la nostra consulenza. Daremo priorità al prodotto richiesto, sempre che sia quello giusto per la sua pelle, e poi prenderemo anche quelli complementari che riterremo necessari per il completamento del trattamento.

In seguito, accompagneremo il cliente in cassa per concludere la vendita, il quale potrà porre le sue obiezioni, ma generalmente, un po' per imbarazzo, un po' perché vuole risolvere il suo problema, sarà spinto anche all'acquisto del prodotto complementare. Al termine, quindi solo ad acquisto completato, dedichiamo qualche minuto al nostro paziente, scrivendo su una carta intestata della farmacia come utilizzare i prodotti appena comprati. Il cliente lo apprezzerà molto ed eviterà di commettere errori nel trattamento cosmetico.

TECNICHE DI VENDITA

Un aspetto che il farmacista sottovaluta è il fatto che la farmacia oltre ad essere un luogo in cui si dispensano i farmaci, è anche un'attività commerciale che deve auto sostenersi con la vendita di tutto ciò che è parafarmaco e prodotto complementare per la salute. Purtroppo sarebbe impossibile sostenersi con i soli ricavi della vendita del medicinale, poiché la marginalità di guadagno è molto bassa, non sufficiente a coprire le spese necessarie per portare avanti l'attività commerciale.

Il farmacista è una figura complessa, un ibrido tra uno specialista della salute e un venditore, eppure, durante il nostro percorso di studi, nessuno ci insegna ad essere dei venditori. Per questo motivo, oltre ad avere le conoscenze di base dei prodotti, nel nostro caso dei prodotti cosmetici, è altrettanto importante conoscere delle tecniche di base e dei fondamenti di psicologia di vendita.

Un buon venditore è una risorsa fondamentale e un valore aggiunto per la farmacia, deve essere cordiale e delicato, ma anche avere quel pizzico di tenacia necessaria per condurre l'acquirente ad accogliere ciò che gli stiamo proponendo. Questo obiettivo non deve essere raggiunto una sola volta, ma tante volte all'infinito, primo passo per creare una clientela vasta e fidelizzata. Avere una bella farmacia con i prodotti migliori del mondo o avere uno scaffale cosmetico suggestivo non serve a nulla se non si sa vendere. Le peculiarità dei prodotti, la componente scientifica e il loro corretto utilizzo devono essere supportate dalle capacità di vendita che sono un insieme di interazioni psicologiche e scambi emozionali.

IL CONSIGLIO DERMOCOSMETICO

Vendere non vuol dire semplicemente cedere ad un'altra persona la proprietà di un bene in cambio di un certo prezzo, vendere significa attirare la concentrazione e l'interesse del proprio interlocutore, conquistarne la fiducia e trasmettergli il desiderio di possedere un determinato bene o l'accettazione delle nostre idee. E, attenzione, per fare tutto questo non serve soltanto sapere trovare le parole giuste. Studi basati sull'efficacia della comunicazione hanno dimostrato che l'incisività delle parole dipende solo al 7% dalla comunicazione verbale, cioè dalle parole scelte, ma incide anche tanto il paraverbale, per ben il 38%. Per paraverbale si intende tutto ciò che modulizza quelle parole: dal volume al tono, dal ritmo al timbro, dalla velocità agli accenti che vogliamo porre su questa o quell'altra parola magari con le pause. Infine, il restante 55% dell'efficacia della comunicazione va attribuito alla comunicazione non verbale: la mimica, lo sguardo, la gestualità e la gestione dello spazio e delle distanze. Tutto questo lo sanno benissimo gli attori, cui è affidata non la scelta delle parole, che spetta al commediografo o sceneggiatore, ma tutta la loro arte si esprime proprio con la corporeità innanzitutto e poi con la dizione e la gestione della voce. Un bravo attore può riuscire a fare commuovere o ridere o suscitare altre emozioni pure leggendo un testo di ricette!

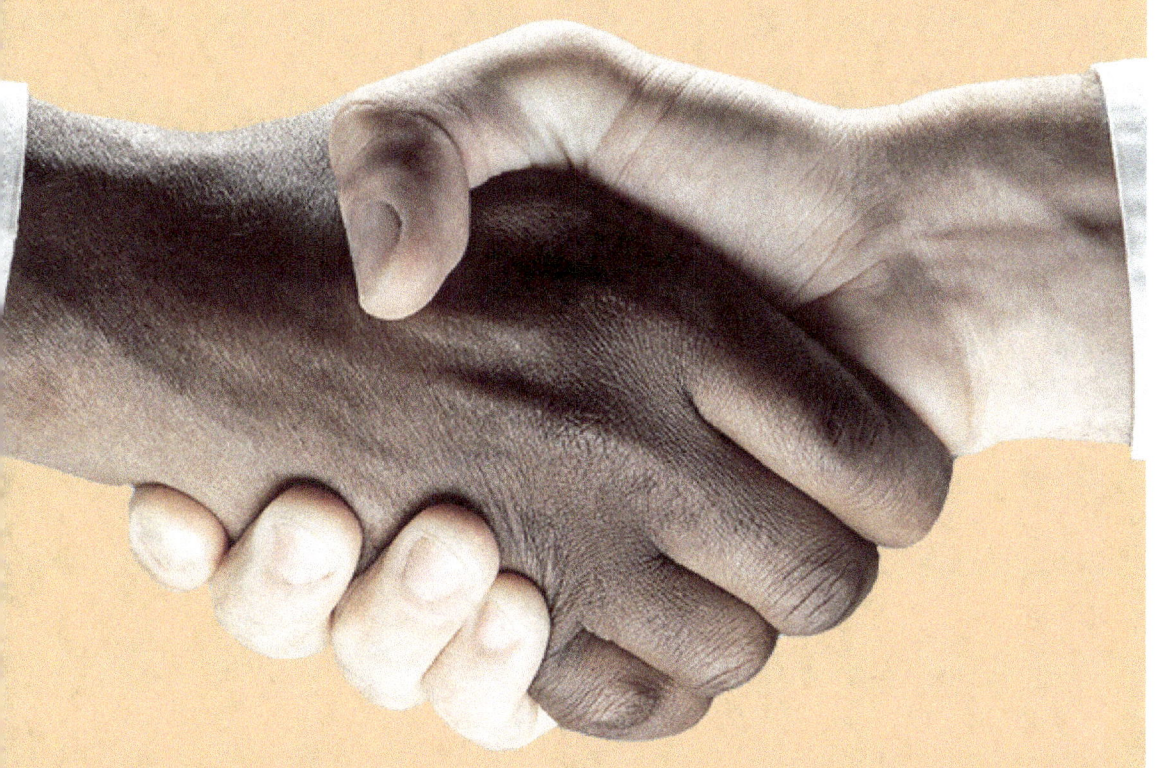

Ecco, un venditore dovrebbe utilizzare parole semplici e appropriate assicurandosi che siano ben comprese dall'interlocutore. È consigliabile usare messaggi brevi e logici poiché la sintesi comunicativa è più incisiva ed efficace rispetto ad un discorso lungo e logorroico e, in ultimo ma non per importanza, è necessario adattare il proprio linguaggio alla comprensione di chi ci sta di fronte.

A volte ciò di cui ci preoccupiamo durante la comunicazione è elencare tutto il protocollo o la scheda tecnica del prodotto al nostro cliente, al quale non importa nulla di tutto questo, facendo sfoggio delle proprie conoscenze e cadendo in un problema chiamato "eccesso di sapienza". Se così fosse il mondo della vendita sarebbe fatto solo da tecnici o esperti.

Per ogni prodotto ci sono tre livelli:

1 CARATTERISTICHE   2 VANTAGGI   3 BENEFICI

Le caratteristiche intrinseche e tecniche magari a chi ha creato quel prodotto possono apparire la cosa più importante da esporre ma poco interessano al cliente. Ne fa parte, ad esempio, l'elenco degli ingredienti presenti in INCI. Il secondo livello è quello dei vantaggi, cioè i vantaggi che quelle caratteristiche generano rispetto ad altri prodotti, come ad esempio una maggiore permeabilità all'interno dei tessuti. Infine, il terzo livello, quello che più interessa al cliente, ovvero i benefici: i benefici che questo prodotto genera a lui! Nel caso specifico, potrebbe essere una crema che non unge e che lascia la pelle morbida e idratata a lungo. Questo è il primo dato che va presentato, poi casomai si può dire che questo rende il prodotto diverso dalla concorrenza (vantaggi) ed eventualmente aggiungerne il motivo, ovvero la presenza di questo o quell'ingrediente o gli studi clinici che ne sono alla base (caratteristiche). Come diceva Philip Kotler, "La gente non vuole un trapano, vuole un buco nel muro". Insomma, se regaliamo un mazzo di fiori la cosa che richiama l'attenzione sono i fiori, non tanto il gambo che li ha nutriti né tantomeno le radici che hanno sostenuto l'intera pianta. Le caratteristiche sono le radici, i vantaggi sono il gambo e i benefici sono i fiori.

La conoscenza delle proprietà e caratteristiche del prodotto è solo il punto di partenza sul quale costruire una vera e propria tecnica di vendita e, per tecnica di vendita, intendo la capacità di trasmettere il valore del prodotto che consigliamo al nostro interlocutore, ovvero i benefici che ne può ricavare. Tutto il resto è fatto di tecniche di comunicazione. È importante giocare con i toni di voce e le pause in modo da far risaltare i punti chiave del discorso.

L'abilità del venditore è quella di saper suscitare interesse verso le proprie argomentazioni utilizzando come strumento "le domande aperte" per sco-

IL CONSIGLIO DERMOCOSMETICO

prire le reali esigenze e le motivazioni di acquisto del cliente. Bisogna saper gestire le obiezioni più difficili e saper concludere la vendita nel momento più opportuno, solo dopo aver smontato ogni singola obiezione, che potrebbero essere la facile via di fuga proprio a un passo dalla meta.

I punti chiave della comunicazione con il cliente sono tre.

1. **Impatto**, importante perché serve a creare una buona impressione dal primo contatto e mantenerla durante tutta la conversazione creando un clima di empatia.
2. **Gestione della tensione**, la capacità di saper gestire i momenti di nervosismo e di ansia di chi ci sta di fronte, nel sostenere le proprie argomentazioni anche in contrasto con quelle del cliente, in maniera tale da facilitarne l'accettazione senza insanabili contrasti
3. **Versatilità**, la capacità di sapersi adattare ai comportamenti e agli atteggiamenti del cliente. Sono poco flessibili le persone che tendono a giudicare alla prima impressione, creando pregiudizi e condizionando l'intera conversazione. Nel momento in cui si crea una preclusione nei riguardi del cliente, sarà veramente difficile controllare il linguaggio non verbale che tradirà quello che stiamo dicendo con le parole. Un buon venditore deve essere un buon osservatore, deve saper dialogare e ascoltare allo stesso tempo. Il buon umore, la modestia, l'auto-controllo, la correttezza, l'entusiasmo e la cortesia rendono il venditore piacevole e simpatico.

In farmacia, come in ogni situazione della vita, ci possono capitare diversi tipi di clienti o potenziali acquirenti e bisogna imparare ad approcciare al meglio con ognuno di essi per aumentare la loro soddisfazione e riuscire meglio nella vendita.

- **Cliente ben informato**. Importante riconoscerlo senza mettersi in competizione con lui. Bisogna fargli delle domande aperte per capire se ci sono informazioni che non hanno trovato online o altrove. Per vendere dobbiamo cercare, ancor più che in altre situazioni, di individuare il valore aggiunto del prodotto ma possiamo appellarci anche alle caratteristiche tecniche o il prezzo che probabilmente il cliente informato conosce già con frasi che lo gratificheranno e creeranno empatia, del tipo "Come lei già certamente saprà, visto che vedo che è bene informato…", "visti gli ingredienti utilizzati, che vedo che lei conosce benissimo…".

- **Cliente che vuole dare solo un'occhiata**. In questo caso è bene essere poco pressanti ma anche disponibili e gentili, farli sentire liberi di girare per la farmacia rimanendo a loro disposizione. Possiamo intervenire più che altro per mostrare le offerte o i nuovi arrivi.

- **Cliente che compra abitualmente online**. In questo caso bisogna spostare l'attenzione dal prezzo al servizio che potrà trovare esclusivamente nel negozio e non online, come programmi fedeltà, possibilità di avere subito il prodotto senza attendere la spedizione e, ovviamente, la consulenza personalizzata.

- **Cliente deciso**. Si tratta di quella persona che entra in farmacia con un'idea ben precisa. Difficile intromettersi e tentare l'up-selling o il cross-selling spingendo per prodotti complementari, perché questa tipologia di cliente vuole andare in cassa e concludere la vendita.

- **Cliente indeciso**. Bisogna cercare di capire quali sono le sue necessità e aiutarlo a trovare il prodotto che lo soddisfi maggiormente. È un cliente che spesso ha molte informazioni e bisogna aiutarlo a farvi ordine, quindi a capire di cosa ha realmente bisogno e aiutarlo così a scegliere.

- **Cliente alla ricerca di sconti**. È bene mostrargli quali sono i prodotti in offerta, ma nel caso in cui il prodotto scelto non fosse in sconto, mostriamone il valore e la sua convenienza a lungo termine.

- **Cliente fedele**. È vero che è già un cliente fidelizzato ma questo non significa che vada trascurato, anzi va sempre coccolato, a questo andrebbe sempre dedicata la massima attenzione e mostrargli i prodotti che potrebbero soddisfare i suoi gusti (che noi dovremmo conoscere bene), aspettative e bisogni.

Come ci si comporta con i clienti particolarmente difficili e irritati (e irritanti)?
In questo caso non dobbiamo essere troppo reattivi perché spesso il cliente che è arrabbiato, quantomeno non con noi ma una per situazione di cui potremmo non essere a conoscenza, magari una delusione per un particolare prodotto o un problema di pelle che non riescono a risolvere. Mostriamo comprensione, prendiamo in seria considerazione le sue affermazioni e cerchiamo di capire quali sono le motivazioni alla base della sua frustrazione: accade spesso che questi clienti dopo la nostra apertura tendano a sciogliersi come dei cioccolatini al sole.
Comunicare con chiarezza quello che possiamo e quello che non possiamo fare per aiutarlo. Dopo averlo ascoltato con attenzione, proviamo ad aiutarlo in base a quelle che sono le tue possibilità, facciamo altre domande scusandoci se risultiamo invadenti. La rapidità può essere essenziale per convertire una situazione che sta per esplodere in una esperienza costruttiva. Ricordiamoci di usare un linguaggio cortese e assertivo senza essere né troppo aggressivi né troppo passivi.
Infine, per quanto possa sembrare banale, le condizioni generali del negozio, dall'ordine alla pulizia, un team preparato, organizzato e disponibile, aiuteranno a predisporre meglio il cliente all'acquisto.

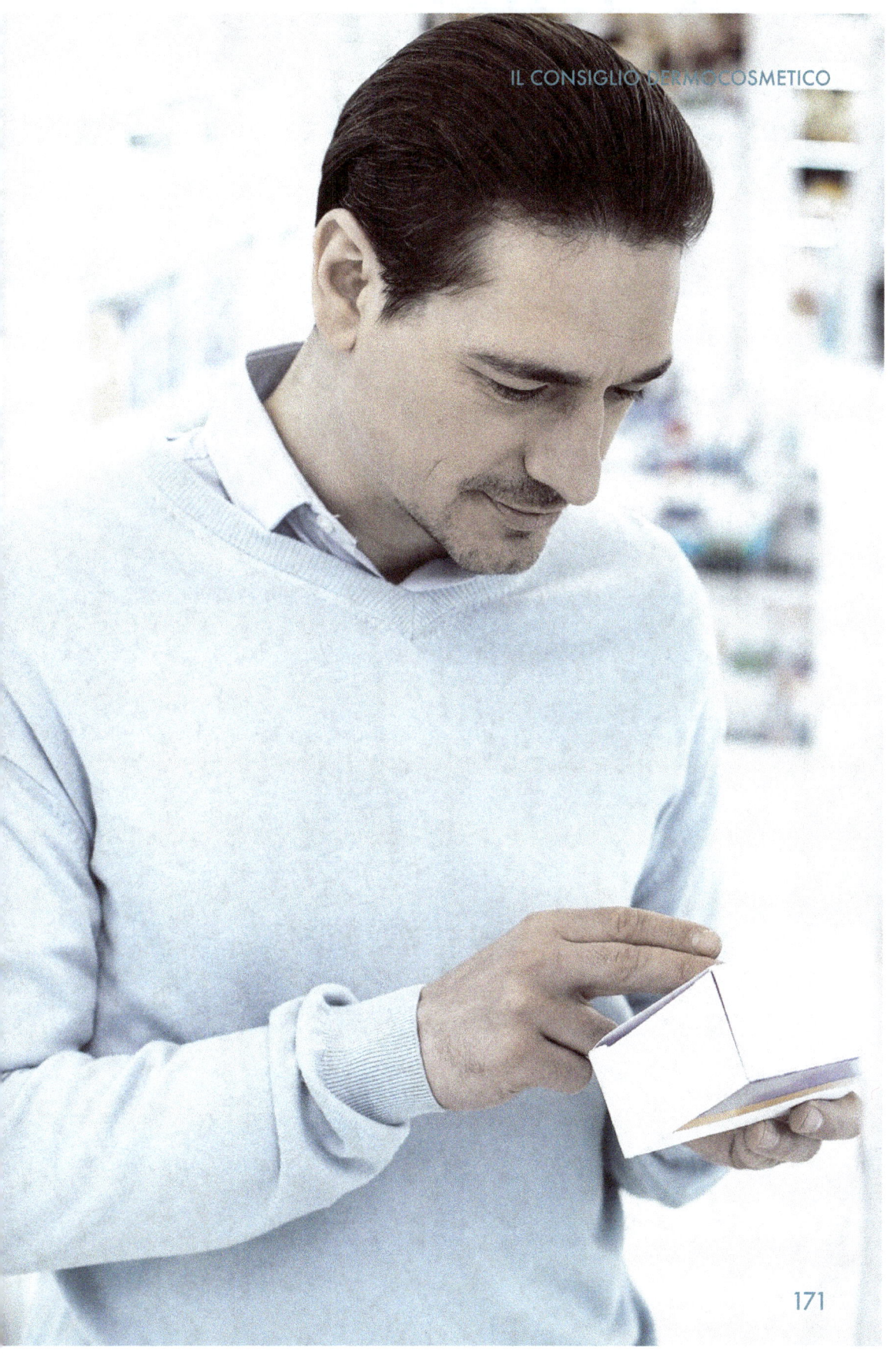
IL CONSIGLIO DERMOCOSMETICO

PAROLE PER VENDERE

Durante la fase della vendita ci sono alcune regole da seguire con attenzione. Vediamole insieme.

- **Usiamo consapevolmente le parole**. Ogni parola che utilizziamo genera un determinato risultato. Come ci insegna la PNL (Programmazione neuro linguistica), usando consapevolmente le parole possiamo influenzare in maniera positiva l'interlocutore, attivando nel suo cervello determinate reazioni. Questo vuol dire che quando parliamo del nostro prodotto o servizio dobbiamo far risaltare in maniera precisa le caratteristiche e gli elementi distintivi che interessano al nostro cliente ma soprattutto i benefici che può ricavarne.

- **Farci capire è compito nostro**. Se la risposta che abbiamo ottenuto dalla nostra comunicazione è quella che desideravamo, allora vuol dire che siamo riusciti a comunicare il giusto messaggio nel modo corretto. Se, al contrario, non siamo riusciti a ottenere il risultato desiderato, vuol dire che abbiamo sbagliato qualcosa nella comunicazione. Insomma, se la comunicazione fallisce è nostra la responsabilità, se non riusciamo a farci capire il problema non è di chi non ha capito ma essenzialmente nostro, che non siamo stati capaci di usare le parole migliori per farci capire. Bisogna infatti adeguarsi al registro linguistico dell'interlocutore in modo tale da inviare un messaggio comprensibile, che arrivi a destinazione senza fraintendimenti.

- **Le parole sono la confezione del nostro prodotto o servizio**. Le parole che utilizziamo per raccontare un prodotto o un sevizio sono il suo packaging. Se questo è attraente, coinvolgente, addirittura personalizzato, allora il nostro prodotto o servizio ne risulterà valorizzato. Diversamente, anziché convincere le persone all'acquisto, sviliremo il prodotto e ne allontaneremo le persone. Alla base di qualsiasi conversazione c'è l'esigenza di comunicare positività, è fondamentale per stabilire legami longevi con le persone e predisporle ad agire. Questo accade anche nella vita privata quando ci sentiamo trasportati maggiormente dalle persone che riescono ad evocare in noi emozioni felici e ci spronano a realizzare i nostri sogni. Proprio questo devono fare le nostre parole per vendere. Ma quali parole hanno un impatto positivo sul cliente e favoriscono la conversione, cioè la vendita?

IL CONSIGLIO DERMOCOSMETICO

LIBERTÀ Questo termine è associato a tantissimi concetti positivi ed è spesso utilizzata nel marketing perché suggestiona il cliente in modo positivo, dato che, sentendosi libero di scegliere o di rifiutare l'offerta, rivela una maggior predisposizione all'acquisto. Ecco esempi di frasi che esprimono questo concetto:

Ovviamente è libero di decidere come meglio crede
Lei è libero di rifiutare, se vuole.
È libero di restituire il prodotto entro una settimana.
Ha la libertà di scegliere se prendere questo o quest'altro.
La scelta è sua.

SÌ È la parolina magica per eccellenza perché predispone bene le persone. Dire di sì a chi ci ascolta, vuol dire essere predisposti ad aprirci a lui per stabilire un legame, la nostra voglia di dialogare o la volontà di collaborare. Cominciare una frase con sì metterà il nostro cliente in condizione di ascoltarci con interesse abbattendo le barriere. Sì è la parola magica per vendere! Bisogna sempre utilizzarla come apertura di una frase soprattutto quando cominciamo a rispondere ad una domanda o ad una obiezione del cliente. A prescindere da quello che diremo subito dopo, preceduto da un "ma" o, meglio, da un "tuttavia"!

Sì, la capisco.
Sì, ha perfettamente ragione, tuttavia...

Inoltre, potrebbe essere molto utile far dire di sì anche all'interlocutore, crea empatia e predispone al "sì" finale che ci interessa, il sì all'acquisto. Per farlo basta trovare argomenti su cui si sa di poter trovare un punto di incontro sicuro, anche alcuni luoghi comuni, ponendo domande chiuse, perfino retoriche:

La salute è importante, del resto, è d'accordo?
Tutti vorremmo una pelle liscia e morbida, no?

NUOVO Usare vocaboli come nuovo o novità suscita nelle persone la voglia di acquistare. Non sempre avremo un nuovo prodotto da proporre ma possiamo comunque identificare una caratteristica che indichi una novità, un servizio, una nuova funzione, una nuova tessera fedeltà. Se riusciamo ad associare l'idea di nuovo al nostro prodotto sarà un'ottima cosa. Anche quando non ci riusciamo, il solo fatto di usare la parola nuovo e novità creerà una risposta positiva nell'interlocutore.

Ho una novità da proporle.
Sì, è qualcosa di nuovo.
Il nuovo prodotto le offre...
Questo sistema contiene un nuovo ingrediente.
Nuovo, appena arrivato, novità assoluta!

REGALO (meglio di gratis). Quando ci dicono "Ho un regalo per lei", che cosa ci viene in mente? Probabilmente un bel pacco con un fiocco rosso pronto per essere scartato, con tutti gli ancoraggi della nostra infanzia felice. La parola regalo suscita emozioni positive legate a festività, gioia e serenità. Infatti è più opportuno usare la parola regalo, che valorizza il nostro prodotto, anziché la parola gratis, che, al contrario, tende a sminuire il prodotto perché nel nostro immaginario ciò che è gratis o ha poco valore o cela una fregatura. Gironzolando tra gli scaffali della grande distribuzione potremo notare che molti cartelli riportano la dicitura "% di prodotto in regalo". Quindi impariamo ad usare questa parola nelle nostre frasi abituali:

HO UN REGALO STRAORDINARIO PER LEI.
ACQUISTANDO ORA, LE REGALIAMO...
CON QUESTA OFFERTA HA IN REGALO...
VOGLIO FARLE UN SUPER REGALO.
L'AZIENDA HA DECISO DI FARLE UN REGALO SPECIALE.

MAGIA E SORPRESA Si tratta di due parole molto utili per la vendita, entrambe evocano sensazioni fiabesche, oniriche, dove tutto è gioia, festa e fantasia. Utilizzarle durante la conversazione vuol dire condurre l'ascoltatore o il lettore in un mondo di bellezza e predisporlo all'acquisto e all'ascolto. Può essere più semplice utilizzarle durante la stesura di un post sui social anziché nel parlato, ma ci si può esercitare a ripetere frasi che contengano queste parole per farle sembrare più naturali e spontanee.

L'AZIENDA HA DECISO DI FARE UNA SORPRESA AI SUOI CLIENTI SPECIALI.
UNA MAGICA COMBINAZIONE DI ELEMENTI
HO UNA SORPRESA PER LEI.
QUESTO PRODOTTO È SORPRENDENTE, SA?
EFFETTI COSÌ POTENTI DA SEMBRARE MAGICO.

SCOPERTA È la parola della meraviglia, dello stupore ma anche del cambiamento. Scoprire qualcosa di nuovo e prezioso vuol dire migliorare la propria vita. Fa pensare a qualcosa da condividere con chi ci sta a cuore. Come si può usare questa parola nel contesto della vendita?

QUESTO È IL FRUTTO DI UNA STRAORDINARIA SCOPERTA.
I RICERCATORI HANNO SCOPERTO CHE...
ALL'INIZIO ERO SCETTICO, POI HO SCOPERTO CHE...
LA SCOPERTA INTERESSANTE È STATA CHE...

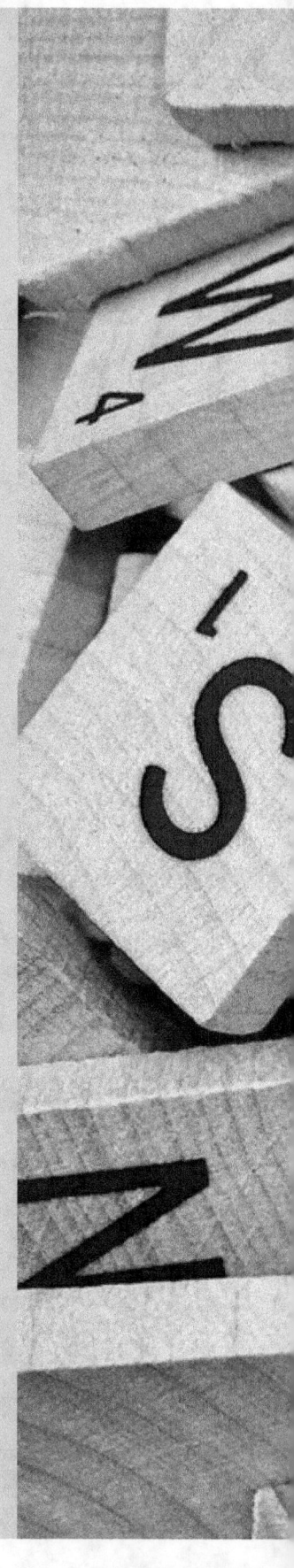

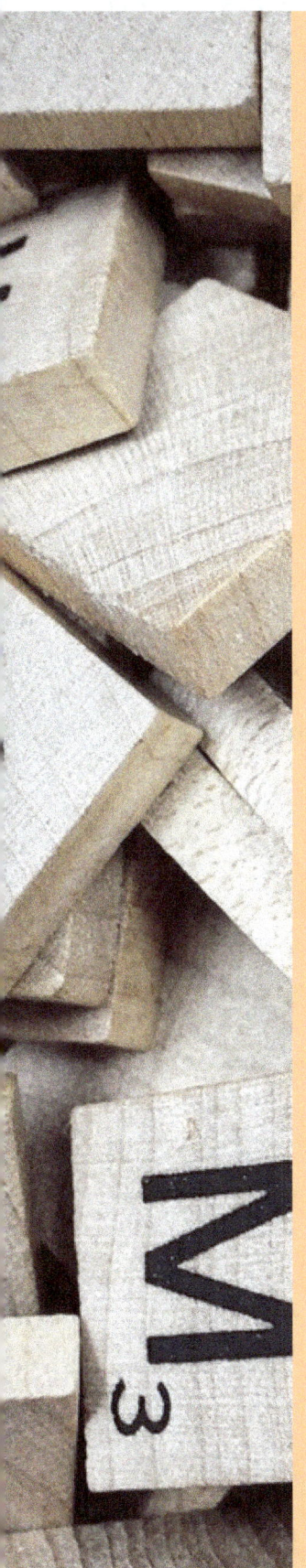

IL CONSIGLIO DERMOCOSMETICO

PASSIONE Un termine che fa pensare all'amore, al calore, all'azione. Non può mancare nel nostro vocabolario perché predispone il cliente molto bene all'acquisto. Parlare di passione è un invito a soddisfare un proprio desiderio, quindi a comprare.

La sua passione sono i prodotti di bellezza?
Scopra le nostre offerte.
I nostri prodotti sono frutto di amore e passione.
Il prodotto di cui le parlo è stato realizzando con passione.
La passione è la chiave per raggiungere i nostri obbiettivi!

PIÙ Un vocabolo che rimanda sia all'idea di positivo sia a qualcosa di aggiunto per aumentarne il valore. Dà l'idea di fare qualcosa "in più" rispetto a prima o agli altri prodotti.

Abbiamo aggiunto più prodotto alla confezione.
La nostra offerta è più ricca della precedente.
Il prodotto contiene più sostanze attive e
quindi garantisce più risultati.
E, in più, le offriamo la possibilità di…

FACILE Quando decidiamo di acquistare un prodotto lo facciamo per risolvere un problema. Preferiamo le cose facili e prediligiamo le soluzioni semplici. Prodotti facili da usare, facili da comprare e facili da comprendere. La parola facile è una delle migliori per vendere, è il caso di dire, facilmente. È una sorta di calamita per attirare l'interesse di chi ci ascolta.

Può acquistarlo in modo facile e veloce.
È davvero facile da usare.
Questo prodotto è facile da trasportare durante i viaggi.
È facile ottenere risultati con questo siero antirughe.

VANTAGGIO È un termine molto persuasivo che suscita interesse da parte dell'avventore. Per far sì che funzioni bene bisogna spiegare il vantaggio nello specifico per il cliente, senza essere vaghi. Devono essere vantaggi specifici per il nostro cliente, parlando sarà utile sottolineare "per te/lei".

Il vantaggio che ottiene acquistando ora è che…
Quando usa il nostro prodotto, scoprirà il vantaggio di ridurre le macchie più velocemente.
Con questa offerta ha tre vantaggi…

SPECIALE Le emozioni che suscita questo vocabolo sono regalo, affetto, sorpresa, sorriso, tutte idee molto piacevoli per chi le pensa. Usiamolo spesso!

Ho un'offerta speciale per lei.
Ha un vantaggio speciale pensato apposta per lei.
La cosa speciale con questo nuovo prodotto è che i risultati li ottiene dopo i primi trattamenti.
È un'offerta speciale, ma solo se acquista entro questa settimana.

GARANTITO È la parola della sicurezza, della fiducia e della certezza.

L'efficacia di questo prodotto è garantita.
Le garantisco che è un prodotto facile da usare.

RISPARMIO Rievoca i risparmi che con fatica mettevamo da parte nel salvadanaio da piccoli oppure ci fa pensare al nostro conto corrente. È una delle migliori parole per far pensare all'opportunità di risparmiare qualcosa, che sia denaro, tempo o risorse.

Questo prodotto ti fa risparmiare tempo.
Può risparmiare molti soldi acquistando il prodotto.

MIGLIORATO Indica che un prodotto è diventato più buono di quanto già non lo fosse, quindi qualcosa di eccezionale.

Abbiamo migliorato la composizione degli ingredienti.
Questo siero ha una resa ancora migliore di prima.
La versione di questo prodotto è la migliore di sempre.

FANTASTICO Quando si parla di un prodotto bisogna evitare aggettivi mediocri e banali come "bello" o "buono". Bisogna imparare a utilizzare con naturalezza la parola fantastico, ma anche strepitoso o affascinante.

Ho una fantastica novità per lei.
È fantastico il modo in cui questa maschera nutre la pelle.
È un prodotto davvero fantastico!

RISULTATO Parlare di risultato predispone bene il cliente che abbiamo dinanzi. Tutti noi siamo continuamente alla ricerca di risultati nella vita. Durante la vendita impariamo dunque a parlare di risultati. Comunica l'idea di concretezza, di fatti oltre le parole.

Questo prodotto è il risultato di anni di ricerca.
La nostra pomata le garantisce risultati già alle prime applicazioni.
Il risultato è che...

TU È la parola più importante da inserire durante la vendita. Pone il cliente al centro della conversazione e lo rende protagonista. Non intendiamo che bisogna usare necessariamente il "tu", perché anzi il più delle volte ci

IL CONSIGLIO DERMOCOSMETICO

troveremo a servirci del "lei" (tranne eventualmente con i clienti più giovani, quelli fidelizzati o con gli amici), ma quello che è importante è evitare il "si" impersonale. Insomma, piuttosto che "Con questo prodotto si avranno risultati fantastici" è preferibile dire "Con questo prodotto avrà/avrai risultati fantastici".

A volte è ancor meglio, invece, servirci del "noi" inclusivo, soprattutto quando si parla di problemi, tanto più se imbarazzanti, per far capire che siamo dalla parte del cliente, insieme a lui: al posto di "Se le compaiono dei brufoli può applicare questo siero" sarebbe meglio "Se ci compaiono dei brufoli possiamo applicare questo siero".

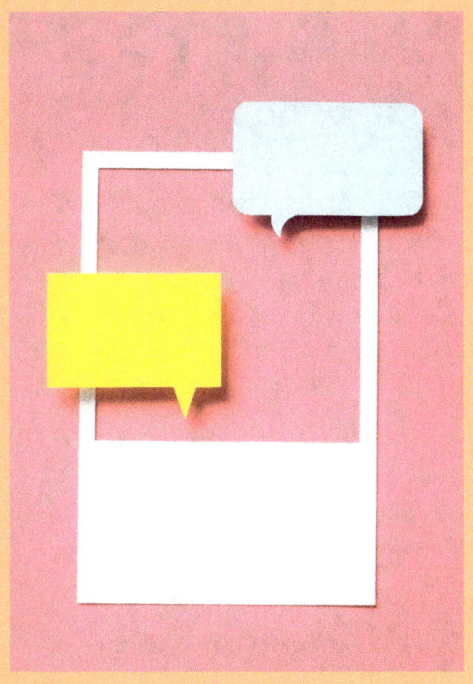

Ad ogni modo, se vediamo che dall'altra parte abbiamo una persona piuttosto informale o giovanile, a prescindere dall'età, possiamo provare a usare il "tu". Il lei è ancora una forma di rispetto ma in certi casi viene vista, al contrario, come un modo per creare distanza o addirittura per discriminare sottolineando una differenza di età. Ci vuole un po' di esperienza per dare del tu con naturalezza. Il cliente che vuole mantenere le distanze dandoci del lei ce lo farà notare e, in quel caso, imposteremo una comunicazione più formale. Eventualmente ricordiamoci sempre della possibilità del "noi", così non sbagliamo di sicuro. In certi casi, come per esempio quando si tratta di un cliente che viene per la seconda o terza volta, possiamo anche rompere il ghiaccio con un "Possiamo darci del tu?" a cui difficilmente l'interlocutore risponderebbe con un "No". Di certo, non utilizziamo mai il "voi", nel business sarebbe devastante! Inoltre, nelle conversazioni via email se diamo del "lei" non facciamolo in maiuscolo e, se gli scambi di email sono frequenti, possiamo chiedere di scambiarci del "tu", proprio come per gli incontri o le telefonate.

Come abbiamo già detto parlando dei benefici e delle caratteristiche, dobbiamo ricordarci sempre che al nostro cliente di noi, della nostra storia aziendale, del nostro curriculum, poco importa al fine dell'acquisto, prima di mettere mano al portafogli gli importerà sapere soltanto quello che quel prodotto farà per lui.

PAROLE TOSSICHE

Se ci sono parole magiche per la vendita, ne esistono anche altre che non andrebbero mai pronunciate durante la transazione, perché evocano emozioni negative.

PROVARE Una di queste è senza dubbio la parola "provare". Questo termine indica che non possiamo dare nessuna certezza sul risultato e quindi il cliente non ha nessuna voglia di sperimentare sulla sua pelle gli effetti una crema: non vuole fare da cavia da laboratorio! Quando si consegna un campione omaggio non dovremmo mai dire, quindi, "Provi questo prodotto". Dovremmo piuttosto dire: "Utilizzi questa crema e mi saprà dire come si trova".

NO In perfetta simmetria col "sì", un termine che nella vendita può essere devastante è l'utilizzo del "no". Molto spesso lo utilizziamo come intercalare durante le conversazioni, ma se usata durante la vendita può essere devastante. Ad esempio:

CLIENTE • • • • • • • • • • • • • • • • • • • **FARMACISTA**

QUESTO PRODOTTO COSTA CARO!   NO SIGNORA, NON È POI COSÌ CARO!

Questa semplice parola fa sì che il cliente alzi subito un muro. Sarebbe più saggio rispondere: "Sì, in effetti questo prodotto è un po' caro ma garantisce risultati fantastici" o, per esempio, "ma dura a lungo perché basta applicarne una piccola quantità quindi nel tempo andrebbe perfino a risparmiare" e via dicendo. Anche il "ma" non è il massimo, meglio ancora usare il "tuttavia", crea meno opposizione. Spesso la utilizziamo per aprire delle conversazioni, niente di più sbagliato! Basta sostituirla con la parola "sì" e tutto avrà un valore positivo che trasmetterà apertura agli altri.

SCUSA Un'altra parola tossica è "scusa" o "scusi", che, se inserita all'interno di una frase, implica che stiamo facendo o dicendo qualcosa di sbagliato e quindi indebolisce la conversazione. Frasi come "Scusi se la disturbo…" sono davvero da bandire.

DISTURBO Ecco, a tal proposito un'altra parola tabù, perché ha una connotazione negativa, un'ammissione che stiamo creando disturbo. Meglio dire "È un buon momento lei?".

RUBARE In un'epoca in cui si ritiene che il tempo sia denaro, dire a qualcuno "Le posso rubare due minuti?" equivale a un furto bello e buono. Molto meglio domandare "Ha due minuti da dedicarmi?", "Ci prendiamo due minuti per parlare?". Ancor meglio se esordiamo illustrando il beneficio che avrebbe in cambio di quei due minuti: "Se ha due minuti vorrei illustrarle una nuova offerta".

IL CONSIGLIO DERMOCOSMETICO

Nel mondo della vendita esiste una sigla **WIIFM**, che sta per *What's in it for me?*, che significa, "Cosa c'è qui dentro per me?". Questa frase la dobbiamo tenere sempre a mente quando attuiamo la vendita, perché è la domanda che si starà ponendo nello stesso momento il nostro cliente.
Ora proviamo a esercitarci creando le nostre simulazioni di vendita ideali aiutandoci con un collega.

ESERCITAZIONE
Simuliamo un dialogo tra noi e il cliente inserito in una vendita ideale:

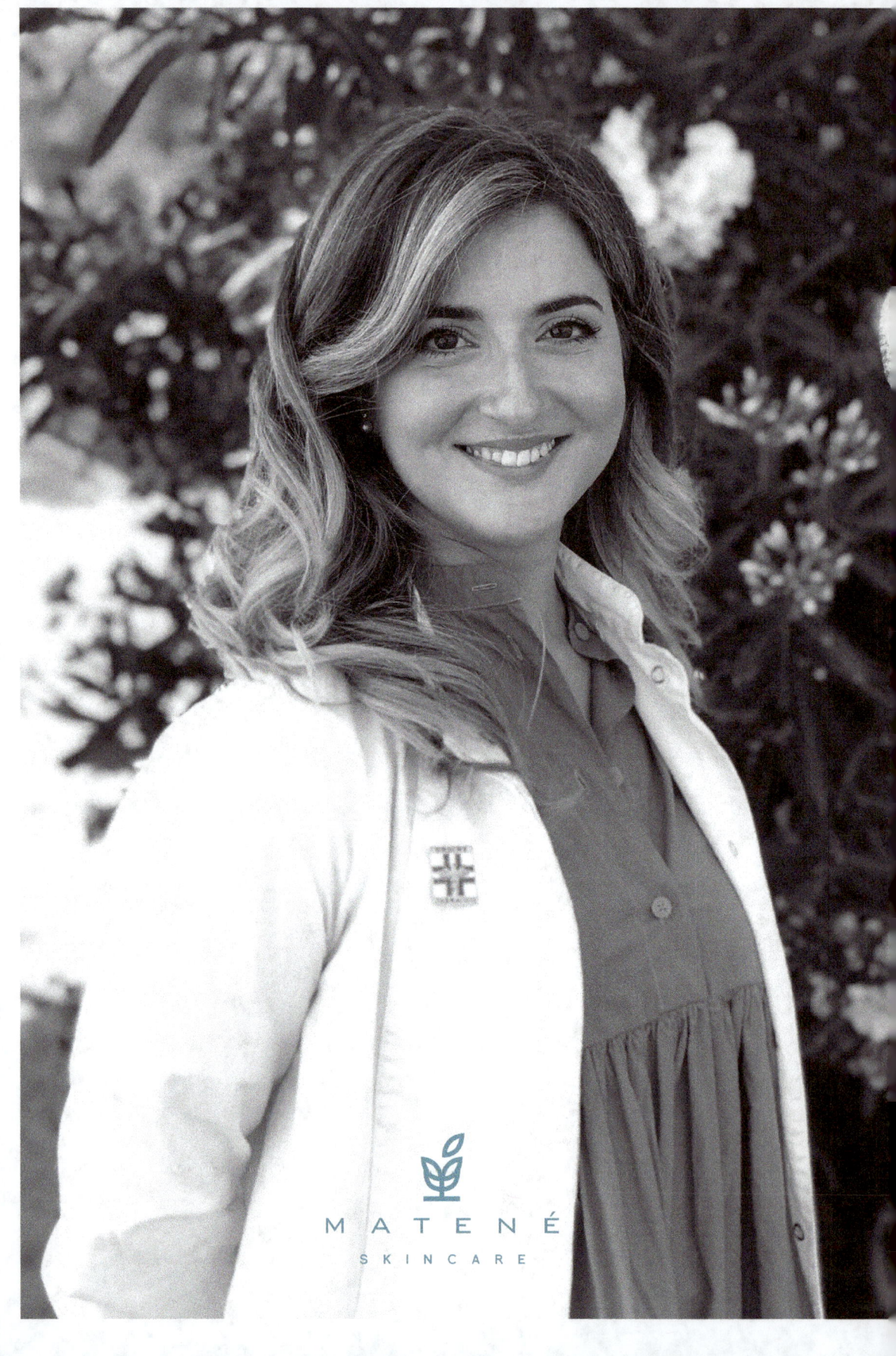

RITA IACONETA

Farmacista cosmetologa, è fondatrice e Ceo del marchio Matené Skincare (*www.matene.it*) l'azienda di cosmesi hi-tech tutta italiana, che mette al centro la salute e la bellezza naturale della pelle partendo da elementi della natura. L'idea scaturisce proprio da Mattinata (Mateneté in pugliese), il piccolo paesino del Gargano dov'è nata, immerso tra robusti ulivi senza tempo. Da qui il sogno di trasferire quell'energia vitale della secolare pianta in una formulazione cosmetica alla portata di tutti.

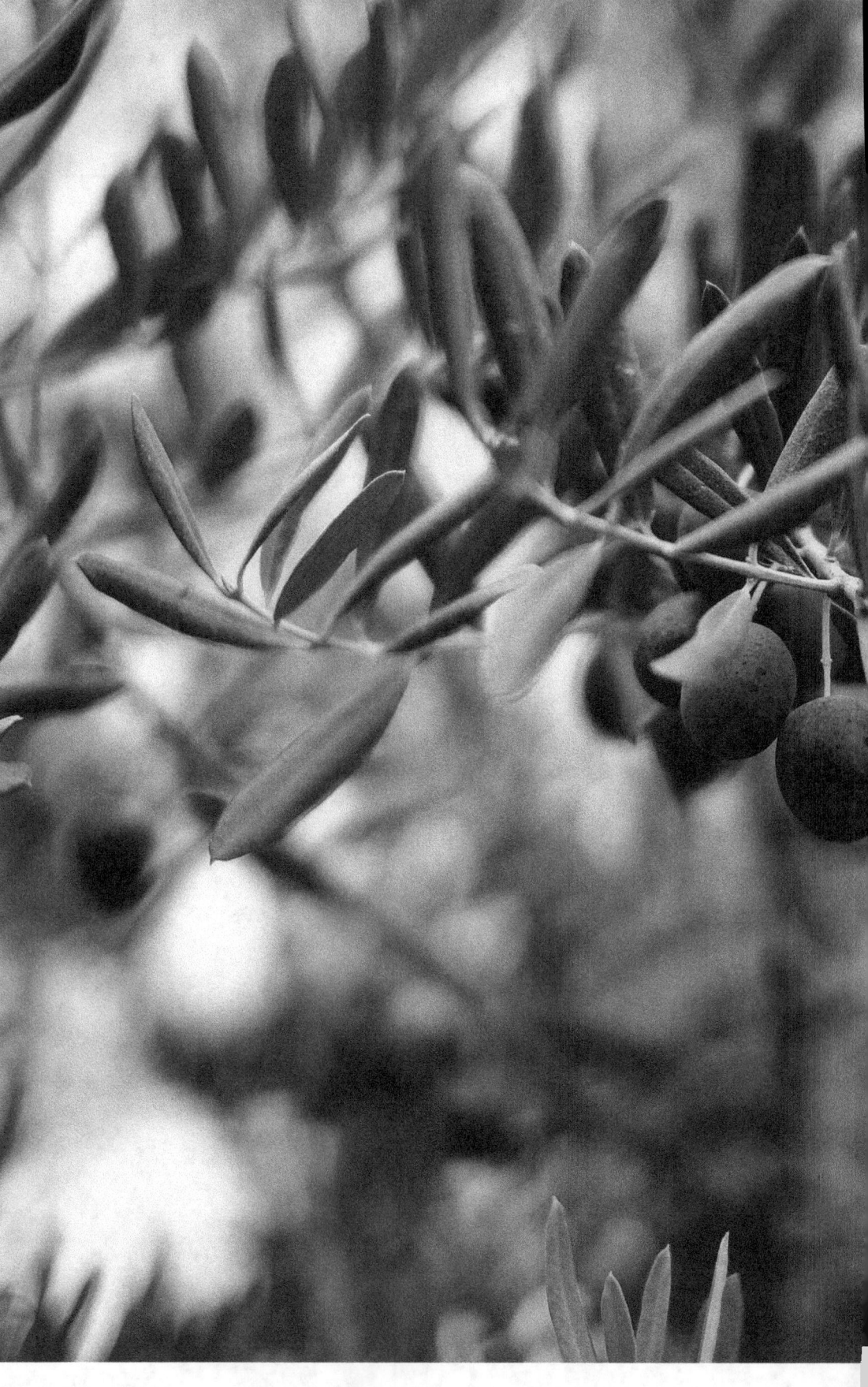

www.ingramcontent.com/pod-product-compliance
Lightning Source LLC
Chambersburg PA
CBHW082231220526
45472CB00013B/1779